# 정현

# 지역사회간호
# 5일 완성

## 최종모의고사

### 간호직 / 보건진료직
### 공무원 전공시험 대비

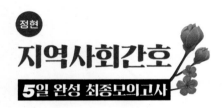

정현

# 지역사회간호
## 5일 완성 최종모의고사

1판 1쇄   2024년 5월 10일

편저자_ 정 현
발행인_ 원석주
발행처_ 하이앤북
주소_ 서울시 영등포구 영등포로 347 한독타워 11층
고객센터_ 1588-6671
팩스_ 02-841-6897
출판등록_ 2018년 4월 30일 제2018-000066호
홈페이지_ gosi.daebanggosi.com

ISBN_ 979-11-6533-474-1

정가_ 10,000원

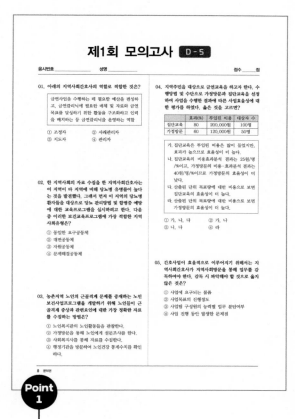

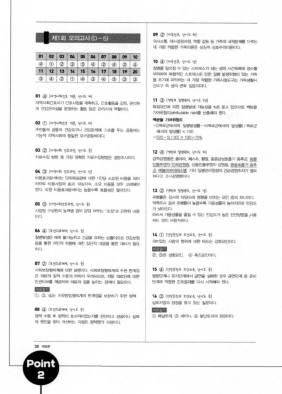

## 출제경향을 반영한 기출동형 모의고사!

과년도 출제경향을 꼼꼼히 분석하여
기출동형으로 구성한 모의고사 문제집입니다.
출제가능성이 높고 핵심적인 문제들로
구성하였습니다.

## 이해중심의 확실한 해설!

이해 중심의 확실한 해설로
문제 해결 방법과 전략을 익힐 수 있고
틀린 문제의 원인을 확실하게 파악하고
넘어갈 수 있도록 집필하였습니다.

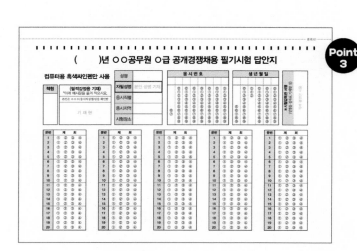

## 답안지 작성 연습까지 완벽하게!

공무원 시험은 시간 배분이 중요합니다.
권말에 수록한 OMR 답안지를 활용하여
실전과 같은 시험시간 안에
답안지 작성 연습까지 진행하세요.

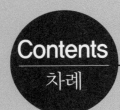

# Contents
차례

**[문제편]**

제1회  모의고사(D − 5) --------------------------------------------------- 006

제2회  모의고사(D − 4) --------------------------------------------------- 010

제3회  모의고사(D − 3) --------------------------------------------------- 014

제4회  모의고사(D − 2) --------------------------------------------------- 018

제5회  모의고사(D − 1) --------------------------------------------------- 022


**[해설편]**

제1회  모의고사(D − 5) --------------------------------------------------- 028

제2회  모의고사(D − 4) --------------------------------------------------- 029

제3회  모의고사(D − 3) --------------------------------------------------- 031

제4회  모의고사(D − 2) --------------------------------------------------- 033

제5회  모의고사(D − 1) --------------------------------------------------- 035


OMR  답안지

# 정현

# 지역사회간호

# 5일 완성

## 최종모의고사

**문제편**

응시번호 _____ 성명 _____ 점수 _____점

**01.** 아래의 지역사회간호사의 역할로 적합한 것은?

> 금연사업을 수행하는 데 필요한 예산을 편성하고, 금연클리닉에 필요한 매체 및 자료와 금연목표를 달성하기 위한 활동을 구조화하고 인력을 배치하는 등 금연클리닉을 운영하는 역할

① 조정자      ② 사례관리자
③ 지도자      ④ 관리자

**02.** 한 지역사회의 자료 수집을 한 지역사회간호사는 이 지역이 타 지역에 비해 당뇨병 유병률이 높다는 것을 발견했다. 그래서 먼저 이 지역의 당뇨병 환자들을 대상으로 당뇨 관리방법 및 합병증 예방에 대한 교육프로그램을 실시하려고 한다. 다음 중 이러한 보건교육프로그램에 가장 적합한 지역사회유형은?

① 동일한 요구공동체
② 대면공동체
③ 자원공동체
④ 문제해결공동체

**03.** 농촌지역 노인의 근골격계 문제를 중재하는 노인보건사업프로그램을 개발하기 위해 노인들이 근골격계 증상과 관련요인에 대한 가장 정확한 자료를 수집하는 방법은?

① 노인복지관의 노인활동들을 관찰한다.
② 가정방문을 통해 노인에게 설문조사를 한다.
③ 사회복지사를 통해 자료를 수집한다.
④ 행정기관을 방문하여 노인건강 통계수치를 확인하다.

**04.** 지역주민을 대상으로 금연교육을 하고자 한다. 수행방법 및 수단으로 가정방문과 집단교육을 선정하여 사업을 수행한 결과에 따른 사업효율성에 대한 평가를 하였다. 옳은 것을 고르면?

| | 효과(%) | 투입된 비용 | 대상자 수 |
|---|---|---|---|
| 집단교육 | 80 | 200,000원 | 100명 |
| 가정방문 | 60 | 120,000원 | 50명 |

> 가. 집단교육은 투입된 비용은 많이 들었지만, 효과가 높으므로 효율성이 더 높다.
> 나. 집단교육의 비용효과분석 결과는 25원/명/%이고, 가정방문의 비용-효과분석 결과는 40원/명/%이므로 가정방문의 효율성이 더 낮다.
> 다. 산출된 단위 목표량에 대한 비용으로 보면 집단교육의 효율성이 더 높다.
> 라. 산출된 단위 목표량에 대한 비용으로 보면 가정방문의 효율성이 더 높다.

① 가, 나, 다      ② 가, 나
③ 나, 다      ④ 라

**05.** 간호사업이 효율적으로 이루어지기 위해서는 지역사회간호사가 지역사회방문을 통해 업무를 감독하여야 한다. 감독 시 파악해야 할 것으로 옳지 않은 것은?

① 사업에 요구되는 물품
② 사업목표의 진행정도
③ 사업팀 구성원의 능력별 업무 분담여부
④ 사업 진행 동안 발생한 문제점

06. 보건의료서비스의 특성 중 건강보험과 관계가 깊은 특성은?

① 외부효과
② 공공재
③ 비영리성
④ 질병의 예측 불가능성

07. 다음에서 설명하는 보건의료전달체계의 한계점을 보완하기 위해 고려해 볼 수 있는 정책은?

- 누구나 균등한 의료서비스를 받을 수 있음
- 1차 진료 시 등록된 주민의 인구수에 비례하여 수가를 지불함
- 예방서비스 강화로 보건의료자원의 효율성이 높은 편임

① 공공의료기관을 확충한다.
② 고도의 전문 의료인에게 인센티브를 제공한다.
③ 첨단의료기기 도입을 제한한다.
④ 정부의 관리통제를 강화한다.

08. 정부는 노인인구 증가로 인한 의료비 증가와 노인과 가족의 삶의 질 향상을 위하여 노인장기요양보험제도를 실시하였다. 그러나 등급판정 받기가 어려운 많은 치매노인 등이 제외됨으로써 제도 개선의 필요성이 제기되어 이를 시정하기 위한 조치가 필요하다고 판단하였다. 이러한 상황에 적합한 정책과정은?

① 정책 집행과정
② 정책 채택 과정
③ 정책 의제 형성과정
④ 정책 평가 과정

09. 엄마가 재혼한 가족의 경우 새아버지와의 의사소통, 스트레스 정도, 의사결정 과정을 중심으로 가족문제를 분석하는 이론적 접근 방법은?

① 체계이론
② 상징적 상호주의 이론
③ 구조-기능이론
④ 발달이론

10. A씨 가족은 치매를 가진 어머니와 함께 살고 있으며, 최근 A씨는 회사 건강검진 결과 고혈압 판정을 받았다. 이에 따라 A씨 부인은 가족을 위하여 다니고 있는 회사를 그만두어야 할지 고민이지만 경제적인 문제로 인하여 쉽게 결정을 내리지 못하고 있다. 간호사가 A씨 가족의 질병발생 위험도를 조기에 사정하여 적절한 중재를 제공하기 위하여 가장 적합한 가족사정도구는?

① 가족구조도
② 가족기능평가도구
③ 외부체계도
④ 가족생활사건도구

11. 흡연집단에서의 폐암 발생률은 20%이고, 비흡연집단에서의 폐암발생률은 5%이다. 흡연으로 인한 폐암 발생 가능성은 몇 %인가?

① 15%          ② 25%
③ 75%          ④ 40%

12. 검역감염병으로 옳지 않은 것은?

① 에볼라바이러스병
② 중동호흡기 감염증(MERS)
③ 동물인플루엔자 인체감염증
④ 지카바이러스 감염증

13. 유병률이 높은 질환은 어떤 검사방법을 이용해야 타당도를 높일 수 있는가?

① 유병률이 높을수록 가양성률이 높아지므로 이를 줄일 수 있는 특이도가 높은 검사를 하여야 한다.
② 유병률이 높을수록 가음성률이 높아지므로 이를 줄일 수 있는 민감도가 높은 검사를 하여야 한다.
③ 유병률이 높을수록 가양성률이 높아지므로 이를 줄일 수 있는 민감도가 높은 검사를 하여야 한다.
④ 유병률이 높을수록 가음성률이 높아지므로 이를 줄일 수 있는 특이도가 높은 검사를 하여야 한다.

14. PRECEDE – PROCEED모형의 교육-생태학적 진단단계에서 강화요인에 해당하는 것은?

① 흡연에 대한 학교교사의 묵인
② 금연에 대한 인식부족
③ 금연에 대한 자기효능감 부족
④ 흡연압력에 대한 저항기술 부족

15. 65세의 A씨는 건강을 위하여 6개월간 금연을 하였으나 다시 담배를 피우기 시작하였다. 변화단계모형에서 A씨의 상황에 적합한 변화단계와 간호중재내용으로 적합한 것은?

① 행동단계: 금연으로 인한 금단증상과 극복방법을 교육한다.
② 유지단계: 금연으로 인한 금단증상과 극복방법을 교육한다.
③ 계획단계: 담배의 주요성분과 그 위험성을 교육한다.
④ 준비단계: 금연성공사례와 금연의 이점을 교육하고, 함께 금연 시작 날짜를 정한다.

16. 코로나19 감염증 예방 및 관리에 대해 전국 보건소 보건요원을 대상으로 전문가 3명의 강연 내용을 발표한 후 사회자가 토의나 질의 응답을 진행시키는 교육방법의 장점은?

① 주제에 대한 다각도의 생각과 미래를 전망할 수 있다.
② 전문적인 소집단 활동으로 주제에 대한 심층분석과 대응방안을 토론할 수 있다.
③ 전문가와 청중이 발표 주제에 대한 경험이 있어 여러 가지 측면에서 깊이 있게 토론할 수 있다.
④ 문제를 다각도로 볼 수 있고, 전체참여에 의해 해결방안 모색이 가능하다.

17. 전지공장에서 11년간 근무한 35세 남자근로자가 아래와 같은 증상을 보였다. 아래의 증상을 유발할 수 있는 가능성이 있는 물질에 대한 예방과 관리법으로 가장 적절한 것은?

---

• 흉통, 피로, 체중감소, 호흡곤란을 호소함
• 방사선 소견 상 폐기종, 골연화증 소견을 보임
• 요검사 결과 칼슘과 저분자 단백질이 증가함

---

① 급성중독 시 우유와 달걀흰자를 먹여 침전시킨다.
② 급성중독 시 V.C와 우유를 먹여 중화시킨다.
③ 물질을 다루는 작업장을 밀폐하며 환기 장치를 설치한다.
④ 배치 전 또는 채용 건강진단 시 신질환여부를 확인한다.

18. 산업체 근로자에 대한 건강검진 실시결과 $C_2$로 판정되었을 경우 보건관리자가 취해야 할 조치는?

① 일반질환의 소견을 보이므로 사후관리를 한다.
② 직업성질환의 소견을 보이므로 사후관리를 한다.
③ 일반질환으로 진전될 우려가 있으므로 추적관찰을 한다.
④ 직업성질환으로 진전될 우려가 있으므로 추적검사를 한다.

19. 다음의 표에서 가장 낮은 보건의료수준을 보이며 보건의료지원이 필요한 지역은?

|  | W시 | X시 | Y시 |
|---|---|---|---|
| 신생아 사망률 | 1.0 | 0.7 | 1.0 |
| $\alpha-\text{index}$ | 1.19 | 1.19 | 1.28 |
| 합계출산율 | 1.8 | 1.7 | 2.1 |

① W시　　　　　② X시
③ Y시　　　　　④ W와 X시

20. 대표적 대기오염 사건 사례 중 하나인 로스엔젤레스형 스모그 사건의 특징으로 옳지 않은 것은?

① 침강성 역전이 있었다.
② 주로 여름, 한낮에 발생한다.
③ 주 오염성분은 이산화황과 일산화탄소, 입자성 물질이다.
④ 광화학적 반응, 열적 반응형이다.

수고하셨습니다.
수험생 여러분들의 건승을 기원합니다.

01. 우리나라의 지역사회 간호 역사 중 가장 최근의 일은?

① 보건소의 맞춤형 방문건강관리사업이 시작되었다.
② 전문간호사 자격인정 등에 관한 규칙에 의해 전문간호사 자격은 13개 분야로 확대되었다.
③ 「노인장기요양보험법」이 시행되어 지역사회에서의 노인간호사업이 활성화되었다.
④ 저출산 고령사회 대응을 위한 국가실천전략이 수립되었다.

02. 베티뉴만(B. Neuman)의 건강관리체계이론에서 지역사회를 대상으로 하는 스트레스원 중 지역사회체계 내 요인은?

① 인근 지역사회로부터 대기 오염물질이 유입된다.
② 인구구조의 차이로 다른 지역사회와 의사소통의 어려움이 있다.
③ 지역사회의 오염된 상수도로 인하여 소화기 감염병이 다수 발생하였다.
④ 교통수단의 부재로 타 지역과의 자원활용이 어렵다.

03. 보건사업을 기획하는 데 있어 지역사회간호사가 아래의 자료를 활용하여 우선순위를 정하고자 한다. 가장 우선순위가 높은 사업은?

| 사업명 | 문제의 심각도 | 문제의 크기 | 추정 효과 | PEARL |
|---|---|---|---|---|
| 영유아 예방접종사업 | 10 | 6 | 8 | 1 |
| 청소년 금연사업 | 10 | 8 | 9 | 0 |
| 성인만성질환 예방사업 | 8 | 8 | 8 | 1 |
| 노인치매 예방사업 | 9 | 9 | 9 | 0 |

① 영유아 예방접종사업
② 청소년 금연사업
③ 성인 만성질환예방사업
④ 노인 치매사업

04. 보건소에서 금연사업을 실시할 때 투입 – 산출 모형에 따른 산출목표는?

① 흡연 모형 2종을 확보한다.
② 금연클리닉을 2개소 설치한다.
③ 흡연율을 20% 감소한다.
④ 청소년 대상 금연교육을 월 1회 실시한다.

**05.** 건강보험의 보수지불제도를 행위별수가제에서 포괄수가제로 전환할 경우 발생할 수 있는 것은?

① 의료공급자의 비용절감 동기가 사라진다.
② 의료서비스가 최소화, 규격화될 수 있다.
③ 입원환자의 평균재원일수가 증가하여 병상회전율이 감소한다.
④ 의료기관 내에서는 행정팀과 진료팀 간에 갈등을 완화할 수 있다.

**06.** 다음 중 보건소에 대한 설명으로 옳은 것은?

> 가. 보건소장은 시·군수·구청장의 지휘·감독을 받는다.
> 나. 보건소는 시·군·구별로 1개 이상 설치한다.
> 다. 보건소를 추가로 설치하는 경우에는 행정안전부장관은 보건복지부장관과 미리 협의하여야 한다.
> 라. 시·군·구의 인구가 30만 명을 초과하는 등 보건소가 추가로 필요하다고 인정되는 경우 대통령령이 정하는 기준에 따라 지방자치단체 조례로 보건소를 추가로 설치할 수 있다.

① 가, 나, 다         ② 가, 다, 라
③ 가, 라             ④ 다, 라

**07.** 우리나라 노인장기요양보험제도에 대한 설명으로 옳은 것은?

① 장기요양급여는 가족의 부담을 고려하여 시설급여를 우선적으로 제공하여야 한다.
② 국민건강보험공단은 장기요양보험료를 국민건강보험재정에 통합하여 운영하므로 재정의 효율성을 제고할 수 있다.
③ 수급대상자는 65세 이상의 노인 또는 65세 미만의 자로서 노인성 질병을 가진 자 중 6개월 이상 병원에 입원하고 있는 노인이다.
④ 의료수급권자 중 「기초생활보장법」에 의한 의료급여수급자는 본인부담금이 없다.

**08.** 가족기능평가도구에 대한 설명이다. 5가지 가족기능영역(Family APGAR) 평가항목이 바르게 연결된 것은?

① 적응능력(Adaptation): 가족 간의 의사결정을 공유하는 정도
② 동료의식(Partnership): 가족위기 시 문제해결을 위한 내외적 가족자원 활용 능력의 정도
③ 성숙도(Growth): 가족구성원 간의 상호지지와 지도를 통한 신체적, 정서적 자아실현의 정도
④ 애정(Affection): 가족구성원들의 신체적, 정신적 성숙을 위해 서로 시간을 내어 주는 정도

**09.** Duvall의 가족발달단계 중 중년기 발달과업으로 옳지 않은 것은?

① 늙어가는 부모들에 대한 돌봄과 지지
② 은퇴에 대한 경제적·심리적 준비
③ 출가한 자녀 가족과의 유대관계 유지
④ 부부관계의 재확립

**10.** 어떤 요양원에서 코로나19가 발생하여 12명의 노인이 코로나19에 이환되어 근무하는 요양인력과 다른 노인들에게 코로나19를 감염시켰다. 요양원에서 감염된 노인과 접촉한 감수성 있는 노인과 요양인력은 총 140명이고, 그 중 20명이 새로 코로나19에 걸렸다. 이때 이차발병률은?

① 20 / 12
② 20 / 140
③ 12 / 140
④ 20 / /152

11. 다음의 감염병 중 질병관리청장, 시·도지사 또는 시·군·구청장이 해당 공무원으로 하여금 필요한 조사나 진찰, 치료 및 입원시킬 수 있는 강제처분의 대상이 되는 감염병에 해당되지 않는 것은?

① 보툴리눔독소증
② 수막구균감염증
③ 일본뇌염
④ 황열

12. 다음은 오타와 헌장에서 제안한 건강증진활동 중 무엇에 해당하는가?

> • 운동시설 이용료에 대해 소비세를 경감하도록 관련법을 개정하였다.
> • 경찰청은 어린이, 노인·장애인 보호구역에서 속도위반 과태료를 대폭 인상하였다.

① 지지적 환경조성
② 지역사회 역량개발
③ 개인의 기술개발
④ 건강한 공공정책의 수립

13. 건강신념모델의 구성요소 중에서 '행위의 계기'에 대한 설명으로 옳은 것은?

① 금연결과 예상되는 건강효과를 제시한다.
② 금연에 성공할 경우 적절한 보상을 제공한다.
③ 흡연을 하던 지인이 폐암으로 사망했음을 알았다.
④ 폐암의 위험을 개인의 실제적 위험과 일치시킨다.

14. 다음이 설명하고 있는 학습이론은?

> • 학습이란 본질적으로 내적인 사고과정의 변화이다.
> • 인간을 외부의 자극을 재조직하고 구성하는 능동적인 존재로 인식한다.
> • 정보의 발견이나 단순한 기억보다 정보의 구성을 강조한다.

① 구성주의 학습이론
② 인지주의 학습이론
③ 인본주의 학습이론
④ 행동주의 학습이론

15. 아래 대상자가 의사의 소견에 따라 받아야 하는 건강진단의 종류는?

> 분진작업장에 일하고 있는 A씨는 작년에 받은 특수건강진단에서 직업병유소견자로 판정되어 현재 특수건강진단대상업무가 아닌 업무로 작업전환을 하였다. 그러나 향후 분진에 대한 건강진단이 필요하다는 의사가 소견을 받았다.

① 특수건강진단
② 일반건강진단
③ 배치전 건강진단
④ 수시건강진단

16. 하루 8시간씩 연간 300일을 근무하는 사업장의 천인율이 6이었다면, 이 사업장의 단위시간당 재해발생 규모를 나타내는 지표의 값은?

① 0.25 　　② 2.5
③ 25 　　④ 250

17. 총인구가 1,000명인 어느 지역사회의 인구현황이 다음과 같을 때 옳은 내용은?

> - 0~14세: 200명
> - 15~49세: 300명
> - 50~64세: 200명
> - 65~74세: 200명
> - 75세 이상: 100명

① 이 지역 인구구조의 유형은 호로형이다.
② 노령화지수는 30이다.
③ 노인인구 구성비율로 볼 때 고령사회에 해당한다.
④ 생산가능인구 0.6명이 노인 1명을 부양한다.

18. 지역사회간호사가 수행한 다음의 업무에 해당되는 활동단계는?

> - 유해요소, 취약성, 요구도 평가로 확인된 위험으로부터 보호한다.
> - 응급처치, 개인위생, 손상예방에 관해 지역사회 교육을 실시한다.
> - 안전한 음식과 물을 보장한다.
> - 위생체계를 지키거나 재확립한다.

① 재난 완화 및 예방단계
② 재난대비 및 계획단계
③ 재난 대응단계
④ 재난 복구단계

19. 다음은 음용수 수질검사 결과이다. 음용수 기준으로 부적합한 것은?

① 일반세균 89CFU/mL
② 암모니아성 질소 3.0ppm
③ 잔류염소 1.5ppm
④ 과망간산칼륨소비량 8.0ppm

20. 「학교보건법」에 따른 감염병예방대책에 대한 내용으로 옳은 것은?

① 질병관리청장은 학생과 교직원을 보호하기 위하여 교육부장관과 협의하여 감염병예방대책을 마련하여야 한다.
② 교육부장관은 감염병에 효과적으로 대응하기 위하여 질병관리청장과 협의하여 감염병대응매뉴얼을 작성·배포하여야 한다.
③ 교육감은 감염병예방대책을 마련할 때에는 시·도지사 및 학교에 알려야 한다.
④ 학교의 장은 지역 실정에 맞는 감염병예방 세부대책을 마련하여야 한다.

> 수고하셨습니다.
> 수험생 여러분들의 건승을 기원합니다.

응시번호 _____ 성명 _____ 점수 _____ 점

**01. 다음의 경우를 오렘(Orem)의 이론에 적용할 때 김 씨에게 필요한 간호요구는?**

> 김 씨는 최근 첫째 임신으로 직장을 휴직한 후 가정에서 출산 준비에만 전념하고 있다. 이전 경험이 없어 출산에 대한 두려움이 있고, 출산 관련 정보를 얻기 위해 주변에 도움을 청하는 중이다.

① 교육지지적 자가간호요구
② 부분적 자가간호요구
③ 발달적 자가간호요구
④ 건강이탈적 자가간호요구

**02. 다음의 설명에 해당하는 문화적 역량은?**

> • 의도적이거나 정서적으로 문화적 다양성을 지각하는 것으로 문화적 차이를 존중하고 수용하는 태도이다.
> • 간호사는 자민족 중심주의적 시각보다 간호대상자를 포괄적으로 이해하고 포용할 수 있는 시각이 필요하며 대상자의 문화를 존중하고 대상자의 문화적 관점에 따른 간호중재를 수행할 수 있는 지식과 기술 및 실무능력을 갖추어야 한다.

① 문화적 지식
② 문화적 기술
③ 문화적 민감성
④ 문화적 인식

**03. 다음의 SWOT분석 중 아래에서 설명하는 요인에 해당하는 전략으로 옳은 것은?**

> 가. 보건의료인의 역량이 높다.
> 나. 저소득층 노인인구의 비율이 높다.

① 상황전환 전략: 구조조정, 역량강화: 저소득층 노인 보건사업 수행
② 다각화 전략: 신기술 개발, 신사업 개발: 저소득층 노인 보건사업 수행
③ 공격적 전략: 사업의 확대: 저소득층 노인 보건사업수행
④ 상황전환전략: 신기술개발, 신사업개발: 저소득층 노인 보건사업 수행

**04. 지역사회간호사가 보건소에서 실시한 금연프로그램을 체계모형에 따라 적합성평가를 하려고 할 때 필요한 것은?**

① 지역사회 흡연자 중 프로그램 참가자의 비율
② 산출된 금연 목표량에 대한 투입비용
③ 프로그램 참가자들의 금연율
④ 금연 프로그램 참가자들의 출석률

**05. 아래의 사례는 사회생태학적 모형에 따라 영향요인별 전략으로 구분할 때 어떤 요인의 전략에 해당하는가?**

> 보건소 간호사 A씨는 걷기 실천율을 향상시키기 위해 걷기 지도자를 양성하고, 이들을 중심으로 걷기 모임을 구성하였다.

① 개인 전략　　　　② 개인 간 전략
③ 지역사회 전략　　④ 조직전략

06. WHO에서 말하는 일차보건의료의 필수서비스 내용이 아닌 것은?

① 심신장애자의 사회 의학적 재활
② 가족계획을 포함한 모자보건사업
③ 통상 질환과 상해의 적절한 치료
④ 국제 감염병에 대한 예방 및 관리

07. 「지역보건법」과 관련된 내용 중 옳은 것은?

① 보건복지부장관은 매년 지자체장의 협조를 요청하여 지역사회건강실태조사를 실시한다.
② 보건지소장과 건강생활지원센터의 장은 보건진료소의 직원 및 업무를 지도·감독한다.
③ 지역보건의료업무 중 감염병의 예방과 관리에 관한 업무는 보건의료단체 및 기관에 위탁할 수 있다.
④ 질병관리청장은 보건의료업무의 전자화를 위하여 지역보건 의료정보시스템을 구축·운영할 수 있다.

08. 「국제보건규칙」에 대한 설명으로 옳은 것은?

① 우리나라는 국제보건규칙에 의한 세계보건기구 신고대상감염병을 법정감염병으로 지정하고 있다.
② 천연두, 페스트, 신종인플루엔자, 중증급성호흡기 증후군은 1건이라도 발생하면 세계보건기구에 신고해야 한다.
③ 신종 감염병 등의 출현에 즉시 대처할 수 있도록 해당 국가는 국제공중보건비상사태를 선포할 수 있도록 규정하고 있다.
④ 사건발생은 사건평가 후 24 시간 내에 세계보건기구에 신고해야 하고, 세계보건기구의 검증요청이 있을 경우에는 즉시 답변해야 한다.

09. 사례관리 원칙에 대한 설명으로 옳은 것은?

① 특정 시점의 대상자가 가지는 가장 큰 요구의 문제를 해결
② 다양하고 분리된 전달체계 내에서 개별적인 서비스 접근
③ 치료와 간호 후에도 사후관리 및 재평가를 지속적으로 실시
④ 사례관리 과정 중 사례관리자는 자신이 수행한 부분에 대한 책임성을 가짐

10. 다음은 A씨 가족의 가족구조도이다. A씨 가족의 발달과업으로 옳은 것은?

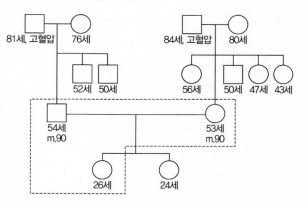

① 늙어가는 부모에 대한 돌봄과 지지
② 출가한 자녀와의 유대관계 유지
③ 부부관계의 재확립
④ 은퇴에 대한 경제적 심리적 준비

11. 가족사정도구 작성에 대한 설명으로 옳은 것은?

① 가족밀착도에서 가족구성원간의 소원한 관계는 점선으로 표시한다.
② 외부체계도에서는 소원한 관계에 있는 외부체계와는 점선으로 표시한다.
③ 사회지지도에서는 취약구성원과의 지지정도가 약한 경우 점선으로 표시한다.
④ 가족구조도는 3세대 이상의 동거가족이 포함되도록 작성하고, 부부를 먼저 그린다.

**12. 다음의 사례에 가장 적합한 역학적 연구방법은?**

> 톨루엔이 중추신경계에 미치는 영향을 조사하기 위하여 40년 전부터 가동하고 있는 유기용제 제조공장에서 톨루엔에 노출된 근로자를 대상으로 톨루엔에 노출되지 않은 다른 공장의 근로자들과 중추신경계 질환의 발생률을 비교하려고 한다.

① 단면조사 연구
② 환자-대조군 연구
③ 전향성 코호트 연구
④ 후향성 코호트 연구

**13. 집단면역에 대한 설명으로 옳지 않은 것은?**

① 한계밀도란 질병의 유행이 일어나는 집단면역의 한계치로 감염재생산수의 값이 1일 때의 면역수준을 의미한다.
② 유행이 일어나면 집단면역이 높아져 그 후 몇 년간은 유행하지 않고 감소하다 일정 기간 후 집단면역이 감소하여 한계밀도 이하로 떨어지면 다시 유행이 일어난다.
③ 인구밀도가 높아 인구 간 접촉이 높으면, 한계밀도가 높아야 유행이 일어나지 않지만, 인구밀도가 낮은 지역은 한계밀도가 낮아도 잘 일어난다.
④ 기본감염재생산수는 지역사회의 집단면역 수준의 영향을 받지 않는다.

**14. 음압격리와 같은 높은 수준의 격리가 필요한 법정 감염병으로 묶인 것은?**

① 보툴리눔독소증, 마버그열, 지카바이러스감염증, 중동급성호흡기증후군(MERS)
② 에볼라바이러스병, 중동급성호흡기 증후군(MERS), 페스트, 야토병
③ 디프테리아, 신종 인플루엔자, 탄저, 브루셀라증
④ 크리미언 콩고출혈열, 남아메리카출혈열, 신종감염병증후군, 신증후군출혈열

**15. 최근 담배값이 인상되면서 전국적으로 금연분위기가 형성되었다. 이는 Pender의 건강증진모형에서 어떤 구성개념에 해당되는가?**

① 지각된 자기효능감
② 지각된 유익성
③ 상황적 영향
④ 대인관계 영향

**16. 구성주의 학습이론에 근거한 전략으로 옳지 않은 것은?**

① 학습자 중심의 학습환경을 강조한다.
② 교사는 의미구성과정을 촉진하는 촉진자, 안내자, 코치의 역할을 수행한다.
③ 사고력을 촉진하고자 실제상황과 유사한 문제나 상황을 제시한다.
④ 학습자가 학습경험을 스스로 선택하고, 학습을 관리한다.

17. 피아제(Piaget)의 인지발달이론의 학습이 이루어 지는 과정 중에서 새로운 관점으로 현상을 보는 것 으로 인지구조가 수정되는 과정을 뜻하는 용어는?

① 통합
② 동화
③ 조절
④ 통찰

18. 다음 사례의 사업주가 의학적 소견이 있는 근로자 에게 실시해야 할 건강진단은?

> 5년 이상 특수건강진단대상업무인 화학물질을 취급한 근로자 일부가 직업성 천식의 증상을 나 타냈다. 이에 사업주는 의학적 소견이 있는 근 로자에게 건강진단을 하고자 한다.

① 수시건강진단
② 임시건강진단
③ 특수건강진단
④ 일반건강진단

19. 아래의 응급환자 중 가장 먼저 조치를 취해야 하 는 환자는?

① 경추손상
② 다발성 주요골절
③ 심한 화상
④ 폐쇄성 골절

20. 중학교 1학년 여학생의 신체발달상황 조사 결과 체질량지수 백분위수 도표의 95를 나타낸 경우 건강검진항목으로 옳지 않은 것은?

① 소변검사
② 혈색소
③ 총콜레스테롤
④ 간 세포 효소

> 수고하셨습니다.
> 수험생 여러분들의 건승을 기원합니다.

# 제4회 모의고사 D-2

응시번호 _____ 성명 _____ 점수 _____점

01. 지역사회간호사가 뉴만의 건강관리체계이론을 지역사회간호사업에 적용하고자 한다. 다음 중 방어선을 사정한 내용으로 옳지 않은 것은?

① 의료기관의 부족: 유연방어선
② 부족한 교통수단: 정상방어선
③ 부적절한 주거환경: 정상방어선
④ 만성질환 유병률 증가: 저항선

02. 보건소 건강증진팀은 50대 여성 100명을 대상으로 '비만관리프로그램'을 운영한 후 프로그램 결과를 평가하고자 한다. 다음 중 영향평가에 해당하는 것은?

① 프로그램 만족도 매회 70점 이상
② 3kg 이상 체중 감소자의 비율 50% 이상
③ 고지혈증 환자 감소율 2% 이상
④ 프로그램 실시 시 체중측정률 70% 이상

03. 지역사회 자료수집 방법 중 아래의 내용에 적합한 방법은?

> 지역사회의 주요건강문제뿐만 아니라 건강문제 해결 과정에서 지역사회의 강점이나 장애물에 대한 자료를 풍부하게 그리고 비교적 단시간에 수집할 수 있다.

① 지역시찰
② 기존자료 분석
③ 지역지도자 면담
④ 공청회

04. 다음 중 「지역보건법」상 보건소의 기능과 업무 중 "지역주민의 건강증진 및 질병예방·관리를 위한 지역보건의료서비스"에 해당되지 않는 것은?

① 여성·노인·장애인 등 보건의료취약계층의 건강유지 및 증진
② 지역주민에 대한 진료·건강검진 및 급성질환 등의 질병관리에 관한 사항
③ 가정 및 사회복지시설 등을 방문하여 행하는 보건의료사업
④ 국민건강증진, 구강건강, 영양관리사업 및 보건교육

05. 다음 중 지역보건의료계획과 관련된 내용으로 옳은 것은?

① 지역보건의료심의위원회는 지역보건의료계획에 대하여 자문하기 위하여 시·도 및 시·군·구에 설치한다.
② 지역보건의료계획의 수립 시에는 국가 또는 시·도 보건의료정책과 무관하게 그 지역에 필요한 사업을 지역사회가 지역특성을 반영하여 독자적으로 수립하여야 한다.
③ 시·군·구청장은 시·군·구 지역보건의료계획의 시행결과를 시행연도 1월 31일까지 시·도지사에게 제출하여야 한다.
④ 시·도 지역보건의료계획 내용에는 지역보건의료기관과 보건의료 관련기관·단체 간의 협력·연계에 관한 내용이 포함되어야 한다.

06. MAPP(Mobilizing for Action through Planning Partnership)모형의 단계별 활동으로 옳지 않은 것은?

① 조직화 및 파트너쉽: 지역사회의 관련 조직과 단체 등이 참여할 수 있도록 협력체계를 구성한다.
② 순환적 활동: 계획-수행-평가하고 그 결과를 피드백하여 차기계획에 반영한다.
③ 목표와 전략의 설정: 사정결과를 토대로 우선순위와 전략적 과제를 설정한다.
④ 비전설정: 지역사회가 공유할 수 있는 가치를 기술한다.

07. 우리나라 의료급여제도에 관한 설명으로 옳지 않은 것은?

① 의료급여사업의 보장기관은 보건복지부이다.
② 보건지소는 1차 의료급여기관에 해당한다.
③ 급여비용은 전부 또는 일부를 의료급여기금에서 부담한다.
④ 진료비 심사기관은 건강보험심사평가원이다.

08. 가족이론 중 체계이론에 대한 설명으로 옳은 것은?

① 전체성: 가족 일원의 문제는 가족 전체에 영향을 준다.
② 경계성: 가족은 그 자체가 하위체계로 구성되어져 있고, 상위체계의 일부이다.
③ 상호의존성: 가족구성원의 행동은 원인적 관점보다 상호적 관점에서 잘 이해된다.
④ 항상성: 가족의 행동은 가족이라는 상황아래에서 가장 잘 이해된다.

09. 가족구성원이 건강문제 해결에 적극적으로 참여하도록 유도하는 데 효과적인 수단으로 대상자의 참여와 자가간호 및 자기책임을 격려하여 대상자를 건강관리의 파트너로 동등하게 여기는 중재방법은?

① 예측적 안내　　　② 상담
③ 사례관리　　　　④ 건강계약

10. 감염병 발생시 「감염병예방 및 관리에 관한 법률」에 따른 신고 및 보고내용으로 옳은 것은?

① 의사, 치과의사, 한의사 등이 감염병환자로 의심되는 사람이 감염병병원체 검사를 거부하는 경우 신고해야 하는 대상은 제1급 감염병에 한한다.
② 군부대에서 감염병이 발생된 경우 소속부대장은 질병관리청장 또는 관할 보건소장에게 신고하여야 한다.
③ 세대주 등 그 밖의 신고의무자는 보건복지부령이 정하는 감염병이 발생한 경우 의사, 치과의사 또는 한의사에게 검안을 요구하거나 또는 관할 보건소장에게 신고하여야 한다.
④ 보건소장으로부터 보고를 받은 시·군·구청장은 시·도지사에게 보고하고, 시·도지사는 질병관리청장에게 보고하여야 한다.

11. 심근경색의 발생경로에서 유전적 요인, 사회적 요인, 식이요인, 생활행태적 요인 등 대상자의 다양한 내·외적 요인이 복합적으로 관여하여 발생됨을 질병이 발생하는 경로를 통하여 설명하는 질병모형은?

① 원인망 모형
② 수레바퀴모형
③ 생태학적 모형
④ 역학적 삼각형 모형

12. 다음 병원체의 병원력과 독력은?

| 인구수 10,000명 | | | | |
|---|---|---|---|---|
| 감염자(300명) | | | | |
| 무증상 | 현성감염자(120) | | | |
| 감염자 | 경미 | 중증도 | 심각 | 사망 |
| 180 | 80 | 30 | 8 | 2 |

|  | 병원력 | 독력 |
|---|---|---|
| ① | $(300 / 10{,}000) \times 100$ | $(120 / 300) \times 100$ |
| ② | $(300 / 10{,}000) \times 100$ | $(2 / 120) \times 100$ |
| ③ | $(120 / 300) \times 100$ | $(10 / 120) \times 100$ |
| ④ | $(120 / 300) \times 100$ | $(2 / 120) \times 100$ |

13. 다음에 설명하는 계획된 행위이론의 구성요소는?

> 아동 비만예방을 위해 부모를 대상으로 매일 30분 이상 운동이 중요하고, 부모가 먼저 운동하면 아동도 잘 따라한다는 점을 강조하여 교육하였다.

① 행위에 대한 의도
② 주관적 규범
③ 행위에 대한 태도
④ 지각된 행위 통제

14. 건강증진의 3대 원칙 중 다음의 설명에 해당하는 원칙은?

> 국민들의 건강증진을 성취하기 위해 건강에 대한 관심과 보건의료의 수요를 충족시키는 건강한 보건정책을 수립하도록 촉구하는 개념을 의미한다.

① 연합(alliance)
② 역량강화(empowerment)
③ 옹호(advocacy)
④ 가능(enabling)

15. 다음 중 심리운동영역의 교육목표 중 '적응'단계에 해당하는 것은?

① 노인들은 고무밴드가 없는 노인회관에서 고무밴드 대신 끈을 이용하여 운동을 한다.
② 노인들은 텔레비전을 보며 고무밴드를 이용한 운동을 능숙하게 한다.
③ 노인들은 고무밴드 운동법 이외에 다양한 운동법을 새로 개발하여 운동한다.
④ 노인들은 음악을 들으며 스스로 운동을 한다.

16. 청소년 흡연집단에 금연 학습목표를 제시한 후 흡연집단 스스로 학습내용을 수집하고, 수행계획을 세우도록 함으로써 흡연에 따른 자신의 건강문제를 이해하고 해결방안을 찾아가도록 하는 교육방법은?

① 문제중심학습법
② 프로젝트학습법
③ 모의실험
④ 역할극

17. 산업장 유해물질의 허용기준에 관한 설명으로 옳지 않은 것은?

① 시간가중평균농도는 하루 8시간 작업 동안에 폭로된 평균농도의 상한치이다.
② 노출기준은 대기오염의 평가나 관리상의 지표로 활용할 수 있다.
③ 단시간노출기준은 15분 동안 계속 노출되어도 폭로로 인한 영향 등을 예방할 수 있는 최고 농도이다.
④ 노출기준은 단일유해요인이 존재하는 경우에만 적용할 수 있다.

18. 다음은 1년간 K 산업장 현황이다. 강도율은?

> • 근로자수: 1000명
> • 재해건수: 20건
> • 재해자수: 20명
> • 근로시간수: 2,000,000 시간
> • 손실작업일수: 1,000

① 0.5
② 500
③ 20
④ 10

19. C. Blacker의 인구변화에 대한 설명으로 옳지 않은 것은?

① 제1단계: 고출생률 고사망률 시기로 인구증감이 거의 없는 시기
② 제2단계: 사망률이 감소하고 고출생률이 지속되어 인구가 급격히 증가하는 시기
③ 제3단계: 사망률과 출생률이 동시에 감소되어 인구성장이 정지되는 시기
④ 제4단계: 사망률과 출생률이 최저에 달하는 인구증가가 정지되는 시기

20. 「모자보건법 시행규칙」에 의한 임산부와 영유아의 건강검진 기준으로 옳은 것은?

① 임신 36주 이상부터 1주마다 1회의 건강진단을 실시한다.
② 30세 이상인 경우는 기준 건강진단 횟수를 넘어 건강진단을 실시할 수 있다.
③ 미숙아, 선천성 이상아는 1차 건강진단 시 건강문제가 있는 경우 7일 이내 1회 건강진단을 받아야 한다.
④ 영유아는 출생 후 1년 이내는 1개월에 1회 건강검진을 받아야 한다.

> 수고하셨습니다.
> 수험생 여러분들의 건승을 기원합니다.

# 제5회 모의고사 D-1

**01. 다음은 우리나라 공공보건사업의 발전순서이다. 순서가 옳은 것은?**

> 가. 군 단위 보건소에서의 통합보건사업 시행
> 나. 노화 및 노인성 질환으로 인한 혼자서 생활하기 힘든 자에게 신체활동 및 가사활동 지원서비스를 제공하도록 규정
> 다. 읍·면 단위의 무의촌 지역에 보건진료소 설치하도록 규정
> 라. 보건의료를 위한 지역보건의료계획을 수립하도록 규정
> 마. 의료보험조직의 완전통합으로 국민건강보험공단 및 건강보험심사평가원 업무 개시

① 다 - 가 - 라 - 마 - 나
② 가 - 라 - 다 - 마 - 나
③ 다 - 가 - 나 - 라 - 마
④ 가 - 다 - 라 - 나 - 마

**02. 지역사회간호사의 역할에 따른 활동 내용이 가장 올바르게 연결된 것은?**

① 교육자: 주민에게 건강검진 결과 설명
② 대변자: 지역주민 참여를 위하여 마을 대표 활용
③ 사례관리자: 주민의 건강관리에 필요한 의료기관 찾기
④ 직접간호제공자: 치매선별검사를 통해 인지기능 저하 주민 찾기

**03. A보건소에서 성인병관리프로그램을 운영하고자 한다. 인과관계에 따른 목표분류에서 영향목표는?**

① 성인병 사망률을 1년 이내에 3% 감소시킨다.
② 고혈압 유병율을 2년 이내에 15% 감소시킨다.
③ 성인병관리교실 참여자를 1년 이내에 20% 증가시킨다.
④ 성인병 자기관리 인지율을 6개월 이내에 30% 증가시킨다.

**04. 다음에 해당하는 주민참여의 단계는?**

> • 설득방식에 의해 주민참여가 강조되는 단계
> • 보건사업의 계획과정과 조정과정에서 주민들의 의사를 반영
> • 사업결과에 따른 이익이 사전 합의에 의해 참여를 유도

① 협조　　　　　② 협력
③ 개입　　　　　④ 주도

**05. 미국의 질병통제예방센터에서 개발하였고, 지역의 자료수집과 활용, 건강문제 우선순위 설정, 중재계획, 효과평가 등을 할 수 있는 데 도움을 주는 모형의 3단계에서 이루어지는 활동은?**

① 중재 및 평가계획 개발
② 우선순위 결정과 대상 집단 선정
③ 추진위원회 조직, 실무작업팀 구성
④ 중재결과의 지역사회 홍보

06. 우리나라 5대 사회보험의 집행기구와 보장내용으로 옳게 연결된 것은?

| | 구분 | 집행기구 | 보장내용 |
|---|---|---|---|
| ① | 국민건강 보험 | 국민건강 보험공단 | 의료보장, 건강증진 |
| ② | 산업재해 보상보험 | 고용노동부 | 의료보장, 소득보장 |
| ③ | 노인장기 요양보험 | 국민건강 보험공단 | 요양보장, 소득보장 |
| ④ | 국민연금 보험 | 국민건강 보험공단 | 소득보장 |

07. 뢰머(Roemer)의 matrix형 분류에서 다음이 설명하는 보건의료체계는?

> • 정부나 제3자 지불자가 다양한 방법으로 민간 보건의료시장에 개입한다.
> • 이러한 개입은 대개 보건의료이용을 둘러싼 재정과정에 초점이 맞추어진다.

① 자유기업형 보건의료체계
② 복지지향형 보건의료체계
③ 포괄적 보장형 보건의료체계
④ 사회주의 계획형 보건의료체계

08. 우리나라 보건의료기관 설치 기준으로 옳지 않은 것은?

① 동일한 시, 군, 구에 2개 이상의 보건소가 설치되어 있는 경우 해당 지방자치단체의 조례로 정하는 바에 따라 업무를 총괄하는 보건소를 지정하여 운영할 수 있다.
② 보건지소는 읍, 면(보건소가 설치된 읍, 면은 제외)마다 1개소씩 설치할 수 있다. 다만 보건지소는 지역주민의 보건의료를 위하여 특별히 필요하다고 인정하는 경우에는 필요한 지역에 보건지소를 설치, 운영하거나 여러 개의 보건지소를 통합하여 설치·운영할 수 있다.
③ 보건진료소는 의료취약지역을 인구 500인 이상(도서지역은 300인 이상) 5,000인 미만을 기준으로 구분한 하나 또는 여러 개의 리·동을 관할구역으로 하여 주민이 편리하게 이용할 수 있는 장소에 설치한다.
④ 건강생활지원센터는 읍, 면, 동(보건소가 설치된 읍, 면, 동은 제외)마다 1개소씩 설치할 수 있고, 건강생활지원센터장은 보건 등 직렬의 공무원 또는 「보건의료기본법」에 따른 보건의료인을 임용한다.

09. 보건소 방문건강관리사업을 받기로 동의한 대상자의 건강위험요인을 파악하였다. 집중관리군으로 고려될 대상자는?

① 북한이탈주민으로 금연을 실천하는 67세 노인
② 관절염 등록자로 식후혈당이 180mg/dℓ인 67세 노인
③ 허약노인 판정점수가 15점인 67세의 노인
④ 수축기압 135mmHg이고, 이완기혈압 95mmHg인 67세 노인

10. 가족건강 사정도구인 외부체계도에 대한 설명으로 옳은 것은?

① 가족사정 시 구조기능 이론적 관점에서 사정하기에 적합한 도구이다.
② 가족의 구조를 파악할 수 있다.
③ 가장 취약한 구성원과 외부체계와의 관계를 파악할 수 있다.
④ 가족 간의 상호관계를 파악할 수 있다.

11. Duvall의 가족발달이론으로 볼 때 아래 가족의 발달과업으로 옳은 것은?

A씨 가족은 남편(36세)과 아내(32세), 딸(9세), 아들(3세)로 이루어져 있다. A씨 가족은 기초생활수급 대상으로 남편은 만성질환을 가지고 있고, 아들은 백혈병을 앓고 있다.

① 자녀의 사회화 교육
② 가정의 전통과 관습의 전승
③ 부모의 역할과 책임에 대한 적응
④ 자녀와의 균형적인 관계 유지

12. 발생률이 매우 낮은 특이 간암질환과 B형 간염의 관련성을 확인하기 위한 역학 연구방법과 측정지표는?

① 단면적 연구 - 유병률
② 코호트 연구 - 상대위험도
③ 환자-대조군 연구 - 교차비
④ 후향적 코호트 연구 - 기여위험도

13. 병원체가 숙주에 침입한 시점부터 균 배출이 가장 많아 감염력이 가장 높은 시점까지의 기간으로 감염성 질환관리 측면에서 매우 중요한 의미를 가지는 것은?

① 잠재기          ② 잠복기
③ 세대기          ④ 전염기

14. 건강도시사업의 설명으로 옳은 것은?

① 개인의 행태보다는 환경적 접근을 중요시 한다.
② 저소득층 밀집지역을 우선적인 사업의 대상으로 선정한다.
③ 도시의 특성을 고려하여 사업진행과정 모니터링과 평가에서 자유로워야 한다.
④ 건강도시는 특정 기준에 부합하는 도시를 의미한다.

15. 실제와 유사한 상황을 제공하여 학습함으로써 실제상황에서 적용할 수 있는 능력을 배양하는 학습방법으로 임상기술에 대한 평가도구로도 활용 가능한 학습방법은?

① 문제중심 학습법
② 프로젝트 학습법
③ 사례기반 학습법
④ 시뮬레이션 학습법

16. 중금속 먼지가 많이 발생하는 사업장에서 물체를 분쇄작업하기 전에 충분히 물을 뿌리도록 작업공정을 변경하였다면 이는 작업환경을 관리하는 원칙 중 무엇에 해당하는가?

① 대치          ② 격리
③ 환기          ④ 위생

17. 유기용제를 사용하는 근로자에게 유기용제 급성 중독증상이 나타났다. 병원으로 이송하기 전에 해야 할 응급처치로 옳은 것은?

① 보온을 위하여 작업복 위에 담요를 덮어준다.
② 호흡이 멎은 경우 인공호흡을 한다.
③ 유기용제를 희석시키기 위해 물을 충분히 마시게 한다.
④ 피부를 통하여 흡수되는 유기용제는 메탄올로 씻어준다.

18. 어떤 지역의 연간 연령별 인구수 및 사망수가 다음과 같을 때 옳은 지표는?

| 연령 | 연령별 인구수 | 연령별 사망수 | 폐암 사망수 |
|---|---|---|---|
| 0세~14세 | 3,000 | 100 | 0 |
| 15세~49세 | 16,000 | 450 | 3 |
| 50세~64세 | 4,400 | 350 | 10 |
| 65세 이상 | 2,600 | 500 | 17 |
| 계 | 26,000 | 1,400 | 30 |

① 폐암의 원인별 사망률은 $(30 / 1,400) \times 100,000$ 이다.
② 비례사망지수는 $(850 / 26,000) \times 1,000$이다.
③ 50세 이상의 연령별 사망률은 $(850 / 7,000) \times 1,000$이다.
④ 폐암의 비례사망률은 $(30 / 26,000) \times 1,000$이다.

19. 세균형 식중독을 감염형과 독소형으로 구별하여 비교할 때 다음 내용 중 옳지 않은 것은?

| | 구분 | 감염형 식중독 | 독소형 식중독 |
|---|---|---|---|
| ① | 해당 식중독 | 살모넬라, 장염비브리오, 장구균 식중독 | 황색 포도상구균, 보툴리누스, 웰치균식중독 |
| ② | 잠복기 | 짧다 | 길다 |
| ③ | 가열에 의한 예방효과 | 열에 영향을 받는다 | 열에 영향을 받지 않는다 |
| ④ | 균의 생사와 발병 | 균이 사멸하면 발생하지 않는다 | 생균이 없어도 발병가능하다. |

20. 다음과 같은 상황에 해당하는 감염병 재난 위기경보단계는?

- 국내 유입된 해외 신종감염병의 제한적 전파
- 질병관리본부「중앙방역대책본부」운영 강화
- 보건복지부「중앙사고수습본부」설치 운영

① 관심　　　② 경계
③ 주의　　　④ 심각

수고하셨습니다.
수험생 여러분들의 건승을 기원합니다.

정현

지역사회간호

**5일 완성**

최종모의고사

해설편

| 01 | 02 | 03 | 04 | 05 | 06 | 07 | 08 | 09 | 10 |
|----|----|----|----|----|----|----|----|----|----|
| ④ | ① | ② | ③ | ③ | ④ | ② | ④ | ② | ④ |
| 11 | 12 | 13 | 14 | 15 | 16 | 17 | 18 | 19 | 20 |
| ③ | ④ | ② | ① | ④ | ③ | ④ | ③ | ③ | ③ |

**01** ④ [지역사회간호 개론, 난이도 하]
지역사회간호사가 간호사업을 계획하고, 간호활동을 감독, 관리하며 건강관리실을 운영하는 활동 등은 관리자의 역할이다.

**02** ① [지역사회간호 개론, 난이도 하]
주민들의 공통의 건강요구나 건강문제에 기초를 두는 공동체는 기능적 지역사회의 동일한 요구공동체이다.

**03** ② [지역사회 간호과정, 난이도 중]
자료수집 방법 중 가장 정확한 자료수집방법은 설문조사이다.

**04** ③ [지역사회 간호과정, 난이도 상]
비용효과분석비는 단위목표량에 대한 1인당 소요된 비용을 의미하므로 비용사업의 효과, 대상자수, 소요 비용을 모두 고려해야 한다. 또한 비용효과분석비는 높을수록 효율성은 떨어진다.

**05** ③ [지역사회간호과정, 난이도 중]
사업팀 구성원의 능력별 업무 분담 여부는 "조정"과 관련된 내용이다.

**06** ④ [보건의료체계, 난이도 중]
질병발생은 예측 불가능하고 긴급을 요하는 상황이므로 건강보험 등을 통한 개인적 위험에 대한 집단적 대응을 통한 대비가 필요하다.

**07** ② [보건의료체계, 난이도 중]
사회보장형체계에 대한 설명이다. 사회보장형체계의 주된 한계점은 의료의 질적 수준의 하락이 우려되므로, 전문 의료인에 대한 인센티브를 제공하여 의료의 질을 높이는 정책이 필요하다.

바로알기
①, ③, ④는 자유방임형체계의 한계점을 보완하기 위한 정책

**08** ④ [보건의료체계, 난이도 중]
정책 수행 후 정책이 효과적이었는지를 판단하고 성공이나 실패의 원인을 찾아 개선하는 과정은 정책평가 과정이다.

**09** ② [가족간호, 난이도 하]
의사소통, 의사결정과정, 역할 갈등 등 가족의 내적문제를 다루는 데 가장 적합한 가족이론은 상징적 상호주의이론이다.

**10** ④ [가족간호, 난이도 상]
질병을 일으킬 수 있는 스트레스가 되는 생의 사건목록에 점수를 부여하여 복합적인 스트레스로 인한 질병 발생위험이 있는 가족을 조기에 파악하는 데 가장 적합한 가족사정도구는 가족생활사건도구 즉 생의 변화 질문지이다.

**11** ③ [역학과 질병관리, 난이도 (상]
특정요인에 의한 질병발생 가능성을 %로 묻고 있으므로 백분율 기여위험도(attributable risk)를 산출해야 한다.

**백분율 기여위험도**
=[(폭로군에서의 질병발생률 - 비폭로군에서의 발생률) / 폭로군에서의 발생률] × 100
=[(20 - 5) / 20] × 100 = 75%

**12** ④ [역학과 질병관리, 난이도 하]
검역감염병은 콜레라, 페스트, 황열, 중증급성호흡기 증후군, 동물인플루엔자 인체감염증, 신종인플루엔자 감염증, 중동호흡기 증후군, 에볼라바이러스병, 기타 질병관리청장이 긴급검역조치가 필요하다고 고시감염병이다.

**13** ② [역학과 질병관리, 난이도 상]
유병률은 검사의 타당도에 영향을 미치는 요인 중의 하나이다. 역학조사 결과 유병률이 높을수록 가음성률이 높아지므로 민감도가 낮아진다.
따라서 가음성률을 줄일 수 있는 민감도가 높은 진단방법을 사용하는 것이 바람직하다.

**14** ① [건강증진과 보건교육, 난이도 중]
의미있는 사람의 행위에 대한 태도는 강화요인이다.

바로알기
②, ③은 성향요인, ④ 촉진요인이다.

**15** ④ [건강증진과 보건교육, 난이도 중]
행동단계나 유지단계에서 금연을 실패한 경우 금연단계 중 준비단계에 적합한 간호중재를 다시 시작해야 한다.

**16** ③ [건강증진과 보건교육, 난이도 중]
심포지엄의 장점을 묻고 있는 질문이다.

바로알기
① 패널토의, ② 세미나, ④ 분단토의의 장점이다.

**17** ④ [산업보건, 난이도 상]

카드뮴 중독에 대한 설명이다. 카드뮴 중독은 주로 신장에 축적되어 신장기능장애를 초래하므로, 배치전 또는 채용 건강진단 시 신질환여부를 확인하여 적성배치하여야 하며, 이후 조기발견을 위한 비교자료로 활용해야 한다.

**18** ③ [산업보건, 난이도 중]

**바로알기**

① $D_2$, ② $D_1$, ④ $C_1$에 대한 설명이다.

**19** ③ [모자보건, 난이도 하]

영아사망과 신생아 사망의 관련 지표인 $\alpha$-index만 비교해 보면 된다. $\alpha$-index에 신생아 사망과 영아사망이 모두 반영되어 있으므로 $\alpha$-index 값이 가장 높은 지역이 가장 낮은 보건의료수준을 나타내는 지역으로 Y시가 해당된다.

**20** ③ [환경보건, 난이도 중]

로스엔젤레스 스모그의 주 오염성분은 오존, 질소화합물, 탄화수소이다.

## 제2회 모의고사 (D-4)

| 01 | 02 | 03 | 04 | 05 | 06 | 07 | 08 | 09 | 10 |
|----|----|----|----|----|----|----|----|----|----|
| ③ | ③ | ① | ④ | ② | ③ | ④ | ③ | ① | ② |
| 11 | 12 | 13 | 14 | 15 | 16 | 17 | 18 | 19 | 20 |
| ③ | ④ | ③ | ② | ① | ② | ① | ① | ② | ② |

**01** ③ [지역사회간호 개론, 난이도 상]

① 2007년
② 2006년
③ 2008년
④ 2006년

**02** ③ [지역사회간호 개론, 난이도 하]

체계 내 스트레스 요인은 지역사회 내부에서 일어나는 자극요인으로 오염된 상수도로 소화기 감염병 발생이 다수 발생하는 것은 체계 내 요인이다.

**바로알기**

① 체계 외 요인
②, ④ 체계 간 요인

**03** ① [지역사회 간호과정, 난이도 중]

우선 사업의 실현가능성을 먼저 고려하여야 한다. 그러므로 PEARL값이 0인 사업은 우선순위에서 제거하면, 실현가능한 사업은 영유아예방접종과 성인만성병질환예방사업이며, 이 둘 중 BPRS값이 큰 영유아예방접종사업(208점)이 가장 우선순위가 높다.
BPRS = [문제의 크기 + (2 × 문제의 심각도)] × 추정효과

**04** ④ [지역사회 간호과정, 난이도 상]

산출목표는 사업의 결과 나타나는 활동, 이벤트, 서비스 등 의도하는 사업량을 의미한다.

**바로알기**

①, ② 투입목표
③ 결과목표

**05** ② [보건의료체계, 난이도 하]

② 행위별수가제에 비해서 의료서비스가 최소화, 규격화될 수 있다.

**바로알기**

① 사전지불제도이므로 의료공급자의 비용절감 동기가 발생한다.
③ 입원환자의 평균재원일수가 감소하여 병상회전율이 증가한다.
④ 의료기관 내에서는 진료에 대한 행정팀의 간섭이 심하여 행정팀과 진료팀 간에 갈등이 초래될 수 있다.

**06** ③ [보건의료체계, 난이도 중]

나. 보건소는 시·군·구에 1개소의 보건소를 설치한다.

다. 보건소를 추가로 설치하는 경우에는 「지방자치법 시행령」에 따라 해당 지방자치단체장은 보건복지부장관과 미리 협의하여야 한다.

**07** ④ [보건의료체계, 난이도 중]

바로알기

① 재가급여를 우선적으로 제공하여야 한다.

② 두 제도의 재정은 분리 운영되어 재정의 효율성을 제고하고 있다.

③ 노인장기요양보험은 요양보장이 목적이므로 병원에 입원하고 있는 노인은 해당되지 않는다.

**08** ③ [가족간호, 난이도 하]

가족기능사정도구는 가족의 적응, 동료의식, 성숙도, 애정, 해결기능 정도를 사정하는 도구이다.

바로알기

① 동료의식, ② 적응능력, ④ 해결(Resolve)에 해당하는 사정내용이다.

**09** ① [가족간호, 난이도 하]

**중년기 가족의 발달과업**

(1) 경제적 안정, 은퇴에 대한 경제적, 심리적 준비

(2) 출가한 자녀 가족과의 유대관계 유지

(3) 부부관계의 재확립

바로알기

①은 진수기가족의 발달과업이다.

**10** ② [역학과 질병관리, 난이도 중]

**2차 발병률** = 초발환자와의 접촉으로 인해 이차적으로 발병한 환자수 / 환자와 접촉한 감수성자이다.

이 사례의 경우 초발환자 = 12명,

이차적으로 발병한 환자수 = 20명,

환자와 접촉한 감수성자 = 140명이다.

따라서 이차발병률 = 20 / 140이다.

**11** ③ [역학과 질병관리, 난이도 상]

현재 강제처분대상감염병은 아래와 같다.

(1) **제1급 감염병**

(2) **제2급 감염병 중**

결핵, 홍역, 성홍열, 폴리오, 수막구균 감염증, 콜레라, 장티푸스, 파라티푸스, 세균성 이질, 장출혈성대장균감염증, A형간염

(3) **제3급 감염병 중 엠폭스**

(4) **세계보건기구감시대상감염병**

**12** ④ [건강증진과 보건교육, 난이도 중]

건강증진을 위한 법적, 제도적 조치는 오타와헌장의 5대 활동요소 중 건강한 공공정책의 수립에 해당한다.

**13** ③ [건강증진과 보건교육, 난이도 중]

행위의 계기는 사람들로 하여금 특정행위에 참여하도록 자극을 줄 수 있는 중재 또는 계기를 의미하며, 대중매체, 교육, 상담, 유인물, 조언, 추후검진일정, 가족이나 친구의 질병 등이 해당한다.

바로알기

①, ②는 지각된 유익성, ④는 지각된 위협성에 대한 설명이다.

**14** ② [건강증진과 보건교육, 난이도 중]

인지주의 학습이론은 인간을 사고하는 존재로 인식하고, 개인이 환경으로부터 받은 자극, 즉 정보를 어떻게 지각하고 해석해서 저장하는가에 관심을 갖는다.

**15** ① [산업보건, 난이도 상]

**특수건강진단의 대상**

(1) 특수건강진단대상업무에 종사하는 근로자

(2) 특수, 임시, 수시건강진단 결과 직업병유소견자로 판정받아 작업전환을 하거나 작업장소를 변경하여 해당업무에 종사하지 아니하는 사람으로서 해당 유해인자에 대한 건강진단이 필요하다는 의사의 소견이 있는 근로자

**16** ② [산업보건, 난이도 중]

단위시간당 재해발생 규모는 도수율을 구해야 한다.

천인율이 6이므로 사업장 근로자 1000명 당 재해발생건수는 6건이다. 따라서

도수율 = (재해건수 / 연근로시간 수) × 1,000,000

= (6건 / 8시간 × 300일 × 1000명) × 1,000,000

= 2.5

**17** ① [인구 및 가족계획, 난이도 상]

① 15~49세 인구가 전체인구의 1/2보다 적으므로 인구유출형의 인구구조이다.

바로알기

② 노령화지수 = (65세 이상 인구 수 / 0~14세 인구수) × 100 = 150

③ 노인인구 구성비율 = (65세 이상의 인구수 / 전체 인구수) × 100 = 30%로 초고령사회이다.

④ 노년부양비 = (65세 인구수 / 15~64세 인구수) × 100 = 60 이므로 생산인구 1.7명이 노인 1명을 부양한다.

**18** ① [재난관리, 난이도 중]

**재난 완화 및 예방단계의 활동**

(1) 위험성 분석 및 위험지도 작성: 가장 우선적 수행

(2) 재난방지시설의 관리

(3) 재난예방을 위한 안전점검 및 안전조치

(4) 재난 예방을 위한 안전문화의식 고취, 생애주기별 안전교육 의무화 등

(5) 안전관련법 제정

(6) 재해보험 및 재해보상제도 마련

(7) 국가핵심기반의 지정 및 관리

(8) 특정관리대상지역의 지정 및 관리


**19** ② [환경보건, 난이도 하]

암모니아성 질소의 음용수 수질기준은 0.5ppm 이하이다.


**20** ② [학교보건, 난이도 중]

바로알기

① 교육부장관은 학생과 교직원을 보호하기 위하여 질병관리청장과 행정안전부장관과 협의하여 감염병예방대책을 마련하여야 한다.

③ 교육부장관은 감염병 예방대책을 마련할 때에는 시·도지사, 교육감 및 학교에 알려야 한다.

④ 교육감은 지역 실정에 맞는 감염병예방 세부 대책을 마련하여야 한다.


# 제3회 모의고사 (D-3)

| 01 | 02 | 03 | 04 | 05 | 06 | 07 | 08 | 09 | 10 |
|----|----|----|----|----|----|----|----|----|----|
| ③ | ③ | ② | ① | ② | ④ | ③ | ① | ③ | ① |
| 11 | 12 | 13 | 14 | 15 | 16 | 17 | 18 | 19 | 20 |
| ② | ④ | ③ | ② | ③ | ④ | ③ | ① | ① | ② |


**01** ③ [지역사회간호 개론, 난이도 중]

결혼, 임신, 출산, 배우자 사망 등 발달과정과 생의 주기에서 성장발달과 관련하여 특별히 필요한 자가간호요구는 발달적 자가간호요구이다.


**02** ③ [지역사회간호 개론, 난이도 중]

③ **문화적 민감성**: 타 문화에 대한 편견없이 문화적 다양성을 인정하고, 존중하고 수용하는 개방적 태도, 즉 문화 수용능력을 의미함

바로알기

① **문화적 지식**: 다른 문화를 이해하기 위한 학습을 의미하며, 문화와 건강의 관계에 대한 지식에 초점을 둔 문화관련 지식을 습득하는 것

② **문화적 기술**: 문화적 배경을 고려한 대상에게 문화적으로 적합한 간호를 수행할 수 있는 간호기술

④ **문화적 인식**: 문화적 역량의 필요성과 문화적 차이를 인식하는 것, 즉 문화적 배경에 대한 심층적 탐구를 통하여 자기 자신과 타인의 문화적 차이를 인식하는 것


**03** ② [지역사회 간호과정, 난이도 중]

보건의료인의 역량이 높다(S), 저소득층 노인인구비율이 높다(T)이므로 저소득층 노인을 위한 보건사업을 개발하여 수행해야하므로 ST전략 즉 다각화 전략을 사용하여야 한다.


**04** ① [지역사회 간호과정, 난이도 중]

적합성 평가는 투입된 노력에 대한 결과를 산출하여 지역사회 요구량과의 비율을 계산하여 인적·물적 자원의 충족 여부를 평가하는 것으로 지역사회 흡연자(요구량) 중 프로그램 참여자(사업량)의 비율로 나타낸다.

바로알기

② 효율에 대한 평가, ③ 목표달성 정도에 대한 평가, ④ 진행과정에 대한 평가에 대한 항목이다.


**05** ② [지역사회 간호과정, 난이도 상]

멘토나 동아리 활동 등 네트워크를 활용하여 보건사업을 수행하는 전략은 사회생태학적 모형의 개인 간 전략에 해당한다.

**06** ④ [보건의료체계, 난이도 중]

**WHO에서 말하는 일차보건의료의 필수서비스 내용**

(1) 주요건강문제와 예방교육
(2) 식량공급과 영양개선
(3) 안전한 식수 공급과 기본적인 환경위생
(4) 가족계획을 포함한 모자보건사업
(5) 주요 감염병에 대한 예방접종
(6) 지역 풍토병 예방 및 관리
(7) 통상질환과 상해의 적절한 치료
(8) 필수의약품의 제공
(9) 정신보건의 증진(심신장애자의 사회 의학적 재활)

**07** ③ [보건의료체계, 난이도 상]

바로알기
① 질병관리청장은 보건복지부장관과 협의하여 매년 지자체장의 협조를 요청하여 지역사회건강실태조사를 실시한다.
② 보건소장과 보건지소장은 보건진료소의 직원 및 업무를 지도·감독한다.
④ 보건복지부장관은 보건의료업무의 전자화를 위하여 지역보건 의료정보시스템을 구축·운영할 수 있다.

**08** ① [보건의료체계, 난이도 중]

바로알기
② 1건이라도 발생하면 세계보건기구에 신고 해야 하는 대상감 염병은 천연두, 폴리오, 신종인플루엔자, 중증급성호흡기증후 군이다.
③ 신종 감염병 등의 출현에 즉시 대처할 수 있도록 세계보건기구 는 국제공중보건비상사태를 선포할 수 있도록 규정하고 있다.
④ 사건발생은 사건평가 후 24 시간 내에 세계보건기구에 신고 해야 하고, 세계보건기구의 검증요청이 있을 경우 일차적 답 변이나 수신확인을 24시간 내에 해야 한다.

**09** ③ [지역사회간호사업, 난이도 하]

③ 변화하는 대상자의 요구 충족을 위하여 사후관리, 지지적 관 계 및 재평가 등의 서비스를 지속적으로 제공함(지속성)

바로알기
① 특정 시점의 대상자가 가지는 다양한 요구를 충족하기 위하여 포괄적 서비스를 제공함(포괄성)
② 다양하고 분리된 전달체계 내에서 통합적인 서비스 제공함(통 합성)
④ 사례관리자는 사례관리과정 전반에 대한 책임성을 가져야 함 (책임성)

**10** ① [가족간호, 난이도 하]

가족구조도를 보면 현재 한 자녀가 독립하고 나머지 자녀와 살고 있으므로 진수기 가족에 해당한다. 진수기 가족의 발달과업은 다 음과 같다.

(1) 자녀의 독립지지 및 격려
(2) 늙어가는 부모들에 대한 돌봄 및 지지
(3) 자녀들의 출가에 따른 부모의 역할 적응
(4) 새로운 흥미 및 관심영역의 개발과 참여
(5) 부부관계의 재조정

바로알기
②, ③, ④는 중년기가족의 발달과업이다.

**11** ② [가족간호, 난이도 중]

바로알기
① 가족밀착도에서 가족구성원간의 소원한 관계는 직선 하나로 표시한다.
③ 사회지지도에서는 취약구성원과의 지지정도가 약한 경우 표 시하지 않는다.
④ 가족구조도는 3세대 이상의 가족이 포함되도록 작성하고, 부 부를 먼저 그리며, 동거가족은 점선으로 표시한다.

**12** ④ [역학과 질병관리, 난이도 상]

질병이 발생한 이후에 이루어진 연구이고, 과거기록에 근거하여 요인에의 폭로군과 비폭로군에서의 질병발생률을 비교하고자하 므로 후향성 코호트 연구가 가장 적합하다.

**13** ③ [역학과 질병관리, 난이도 상]

③ 인구밀도가 높아 인구 간 접촉이 높으면, 한계밀도를 높여야 유행이 일어나지 않지만, 인구밀도가 낮은 지역은 한계밀도가 낮아도 유행이 잘 일어나지 않는다.

**14** ② [역학과 질병관리, 난이도 하]

제1급 감염병에 대한 설명이다. 지카바이러스 감염증, 브루셀라 증, 신증후군 출혈열 등은 모두 제3급 감염병에 해당한다.

**15** ③ [건강증진과 보건교육, 난이도 중]

특정행위를 촉진 또는 방해하는 환경이나 상황에 대한 개인의 지 각은 펜더의 행위와 관련된 인지와 정서요인 중 상황적 영향 요 인에 해당한다.

**16** ④ [건강증진과 보건교육, 난이도 중]

④는 인본주의 학습원리이다.

**17** ③ [건강증진과 보건교육, 난이도 상]

피아제는 학습은 내적 인지과정인 동화와 조절을 통해 이루어지며, 동화는 기존의 아이디어, 개념, 기억에 새로운 아이디어를 관련시켜 통합하는 과정이고, 조절은 새로운 관점으로 현상을 보는 것으로 인지구조가 수정되는 과정으로 설명하였다.

**18** ① [산업보건, 난이도 하]

특수건강진단대상업무로 인하여 유해인자에 의한 직업성 천식, 직업성 피부염, 그 밖에 건강장해를 의심하는 의학적 소견이 있는 근로자에 대하여 사업주가 실시하는 건강진단은 수시건강진단이다.

**19** ① [재난관리, 난이도 하]

① 경추손상은 심각한 손상으로, 즉각적으로 응급처치를 요하는 긴급환자(적색)으로 나타낸다.

바로알기
② 다발성 주요골절과 ③ 심한 화상은 응급환자(황색)으로 나타낸다.
④ 폐쇄성 골절은 비응급환자(녹색)으로 나타낸다.

**20** ② [학교건강관리, 난이도 중]

② 혈액 검사 중 혈색소 검사는 고1 여학생을 대상으로 한다.

바로알기
① 소변검사는 모든 검진대상이 받아야 하는 병리검사이다.
③ 혈액검사 중 혈당, 총콜레스테롤, 중성지방, HDL, LDL과 ④ 간세포 효소검사(AST, ALT)는 초 4, 중1, 고1 학생 중 비만판정자를 대상으로 시행한다.

## 제4회 모의고사 (D-2)

| 01 | 02 | 03 | 04 | 05 | 06 | 07 | 08 | 09 | 10 |
|----|----|----|----|----|----|----|----|----|----|
| ④ | ② | ③ | ② | ④ | ③ | ① | ② | ④ | ③ |
| 11 | 12 | 13 | 14 | 15 | 16 | 17 | 18 | 19 | 20 |
| ① | ③ | ② | ③ | ① | ② | ② | ① | ③ | ④ |

**01** ④ [지역사회간호 개론, 난이도 중]

정상방어선은 외부자극이나 스트레스원에 대해 나타내는 정상적 범위의 반응으로 지역주민의 건강수준, 문제해결능력, 교통 및 통신상태, 물리적 환경 등은 정상방어선의 사정내용이다.
④는 정상방어선의 사정내용이다.

**02** ② [지역사회 간호과정, 난이도 중]

영향평가는 사업의 중·단기적으로 나타나는 결과로 건강결정요인이나 기여요인의 변화 즉 대상자의 지식, 태도, 기술, 행위 등의 변화를 말한다.

바로알기
①, ④는 과정평가, ③은 결과평가항목이다.

**03** ③ [지역사회 간호과정, 난이도 중]

지역사회 지도자 면담은 지역사회 공식, 비공식 지역지도자를 통하여 자료를 수집하는 방법으로 지역사회 상호작용이나 문제해결과정 등 지역사회 내적 과정에 대한 정보를 단시간에 비교적 풍부하게 수집할 수 있는 자료수집방법이다.

**04** ② [보건의료체계, 난이도 하]

② 지역주민에 대한 진료, 건강검진 및 만성질환 등의 질병관리에 관한 사항이다. 즉 급성질환 등의 질병관리가 아니라 만성질환 등의 질병관리에 관한 사항이다.

**05** ④ [보건의료체계, 난이도 중]

바로알기
① 지역보건의료심의위원회는 지역보건의료계획을 심의하기 위하여 설치된 심의기구이다.
② 지역특성을 반영하되 국가 또는 시·도의 정책에 맞춰 수립해야 한다.
③ 시·군·구청장은 시·군·구 지역보건의료계획의 시행결과를 시행연도 다음해 1월 31일까지 시·도지사에게 제출하여야 한다.

**06** ③ [지역사회 간호과정, 난이도 상]

③ 사정결과를 토대로 우선순위와 전략적 보건 과제를 선정하는 것은 MAPP모형의 "전략적 과제(이슈)의 선정" 단계에서 이루어진다. 목표와 전략의 설정은 선정된 과제에 대한 목표와 중재 전략을 수립하는 단계이다.

**07** ① [보건의료체계, 난이도 중]
「의료급여법」 제5조(보장기관)
의료급여에 관한 업무는 수급권자의 거주지를 관할하는 특별시장, 광역시장, 도지사와 시장, 군수, 구청장이 한다. 따라서 의료급여사업의 보장기관은 수급권자의 거주지를 관할하는 지자체의 장 즉 특별시장, 광역시장, 도지사와 시장, 군수, 구청장이다.

**08** ② [가족간호, 난이도 중]

바로알기
① **상호의존성(변화성)**: 가족 일원의 문제는 가족 전체에 영향을 준다.
③ **순환성**: 가족구성원의 행동은 원인적 관점보다 상호적 관점에서 잘 이해된다.
④ **전체성**: 가족의 행동은 가족이라는 상황아래에서 가장 잘 이해된다.

**09** ④ [가족간호, 난이도 하]

건강계약은 간호제공 전에 미리 구체적 목표와 간호내용에 대한 책임과 역할 등을 동반자적 관계에서 구체적으로 명시한 후 간호를 제공하는 수행활동이다.

**10** ③ [역학과 질병관리, 난이도 상]

바로알기
① 의사 등의 신고대상감염병은 제1급에서 제3급까지의 감염병이다.
② 군부대장은 관할 보건소장에게 신고해야 한다.
④ 보건소장으로부터 보고를 받은 시·군·구청장은 시·도지사와 질병관리청장에게 각각 보고해야 한다.

**11** ① [역학과 질병관리, 난이도 하]

원인망 모형은 질병발생에 관여하는 직, 간접적인 여러 요인들의 작용 경로가 거미줄처럼 복잡하게 얽혀 있다는 뜻에서 거미줄 모형이라고도 한다.
이 모형은 질병의 발생이 많은 원인요소에 의한 것임을 설명하며, 질병이 발생하는 경로를 표현함으로써 질병예방대책수립에 유효하며 특히 비감염성 질환의 발생 이해에 효과적이다.

**12** ③ [역학과 질병관리, 난이도 중]
**병원력** = (현성감염자 / 감염자) × 100 = (120 / 300) × 100
**독력** = (심각 + 사망자 / 현성감염자) × 100 = (10 / 120) × 100

**13** ② [건강증진과 보건교육, 난이도 중]

주관적 규범은 특정행위를 수행하도록 만드는 사회적 기대감(사회적 압력)에 대한 개인의 지각으로, 특정행위 수행에 대한 의미 있는 타인이나 가족들의 사회적 기대(사회적 압력)와 그 기대에 부응하고자 하는 순응동기에 의하여 결정된다.

**14** ③ [건강증진과 보건교육, 난이도 하]

오타와 국제회의에서 강조한 건강증진 3대 원칙 중 옹호에 대한 설명이다.

| | |
|---|---|
| 옹호 | 건강의 중요성을 옹호, 지지하며 건강에 대한 대중의 관심을 불러일으키고, 보건의료의 수요 충족을 위한 건강한 보건정책을 수립하고 지원하도록 촉구하는 것 |
| 역량강화 (가능화) | 개인과 가족의 건강유지 능력과 권리를 인정하고, 그들 스스로 건강관리에 적극 참여하여 자신의 행동에 책임을 갖고 건강증진을 위한 능력을 함양하는 것 |
| 연합 (중재) | 모든 사람이 건강증진 할 수 있도록 건강에 영향을 미치는 모든 조직과 관련 전문가들이 연합하는 것 |

**15** ① [보건교육, 난이도 중]

적응단계는 새로운 문제 상황에 대처하기 위해 활동을 변경할 수 있는 숙련된 상태를 의미한다.

바로알기
② 복합외적반응, ③ 창조, ④ 기계화단계에 해당한다.

**16** ② [건강증진과 보건교육, 난이도 상]

프로젝트학습법은 구성주의 학습이론에 근거한 교육방법으로, 학습목표나 학습과제를 제시한 후 학습자 스스로 자기주도적으로 학습목표에 도달하도록 하는 교육방법이다.

**17** ② [산업보건, 난이도 중]
② 노출기준은 작업환경에서의 노출기준을 나타내는 것이므로 대기오염이나 관리상의 지표로 활용할 수 없다.

**18** ① [산업간호, 난이도 중]
**강도율** = (작업손실일수 / 연근로시간) × 1,000
= (1000 / 2,000,000) × 1,000 = 0.5

**19** ③ [인구 및 가족계획, 난이도 상]
제3단계는 사망률과 출생률이 동시에 감소되어 인구성장이 둔화되는 시기이다.

**20** ④ [모자보건, 난이도 상]

바로알기

① 임신 28주까지는 4주마다 1회, 29~36주까지는 2주마다 1회, 37주 이상부터는 1주마다 1회의 건강진단을 실시한다.

② 건강진단 횟수를 넘어 건강진단을 받을 수 있는 대상자는 다음과 같다.
- 「장애인 복지법」에 따른 장애인인 경우
- 35세 이상인 경우
- 다태아를 임신한 경우
- 의사가 고위험 임신으로 판단하는 경우

③ 미숙아, 선천성 이상아는 분만의료기관 퇴원 후 7일 이내 1회 건강진단을 받아야 하며, 1차 건강진단 시 건강문제가 있는 경우 최소 1주에 2회 건강진단을 받아야 한다.

# 제5회 모의고사 (D-1)

| 01 | 02 | 03 | 04 | 05 | 06 | 07 | 08 | 09 | 10 |
|----|----|----|----|----|----|----|----|----|----|
| ① | ① | ④ | ② | ② | ① | ② | ③ | ④ | ② |
| 11 | 12 | 13 | 14 | 15 | 16 | 17 | 18 | 19 | 20 |
| ② | ③ | ③ | ① | ④ | ① | ② | ③ | ② | ② |

**01** ① [지역사회간호 개론, 난이도 중]

가: 1985년

나: 2007년

다: 1980년

라: 1995년

마: 2000년

**02** ① [지역사회간호 개론, 난이도 중]

간호사가 대상자의 건강과 관련된 습관, 건강증진 행위 등에 관련된 사항에 대하여 바람직한 행위변화를 하도록 정보를 제공하고 교육하는 것은 교육자의 역할이므로, 주민에게 건강검진 결과에 따른 바람직한 행위변화를 위하여 정보를 제공하거나 설명하는 것은 이에 해당한다.

바로알기

②는 지역사회 동원자, ③ 의뢰자, ④사례발굴자 역할이다.

**03** ④ [지역사회 간호과정, 난이도 상]

영향목표는 건강수준의 변화를 위해 요구되는 건강결정요인과 기여요인 즉 대상자의 지식, 태도, 기술, 행위 등의 변화를 의미한다.

바로알기

①, ②는 결과목표, ③ 과정목표에 해당하는 지표이다.

**04** ② [지역사회 간호과정, 난이도 중]

주민참여의 단계 중 협력단계에 대한 설명이다. 협력단계는 협조단계보다 강제성이 약화된 단계로 주민참여를 통하여 보건사업의 계획과 조정과정에 주민의사가 반영되도록 하는 단계이다.

**05** ② [지역사회간호과정, 난이도 상]

PATCH모형의 기획과정은 (1) 지역사회 조직화 (2) 자료수집과 분석 (3) 우선순위의 설정 (4) 포괄적 중재안의 개발 (5) PATCH평가로 이루어진다. 따라서 3단계는 우선순위의 설정이다.

바로알기

①, ④는 4단계 포괄적 중재안 수립, ③은 1단계 지역사회 조직화 단계에 해당된다.

**06** ① [보건의료체계, 난이도 하]

산업재해보상보험은 근로복지공단, 국민연금은 국민연금공단에서 관리 운영하며, 노인장기요양보험은 소득보장이 포함되지 않는다.

**07** ② [보건의료체계, 난이도 중]

뢰머의 보건의료체계 분류 중 복지지향형 보건의료체계는 민간주도형의 보건의료 제공체계에서 주로 사회보험형태의 의료보장제도를 통하여 정부나 보험조합이 보건의료시장에 개입하는 형태의 보건의료체계이다. 복지지향형 보건의료체계로는 우리나라, 독일, 일본 등이 속한다.

**08** ③ [보건의료체계, 난이도 하]

보건진료소는 의료취약지역을 인구 5천명 미만을 기준으로 구분한 하나 또는 여러 개의 리·동을 관할구역으로 하여 주민이 편리하게 이용할 수 있는 장소에 설치한다. (「농어촌의료법 시행규칙」 제17조)

**09** ④ [지역사회간호사업, 난이도 상]

**집중관리군의 판정기준 중**

(1) 북한이탈주민은 감염성 질환이 1개 이상이거나 2개 이상의 행태개선이 필요한 경우
(2) 당뇨기준 중 식후혈당은 200mg/dℓ 이상인 경우
(3) 허약노인 판정점수는 4∼12점인 자
(4) 고혈압 기준은 수축기압 140mmHg 이상 또는 이완기압 90mg/dℓ 이상인 경우이다.

바로알기
①, ② 정기관리군
③ 방문건강관리대상자에 해당되지 않는다.

**10** ② [가족간호, 난이도 하]

외부체계도는 가족을 둘러싸고 있는 다양한 외부체계와 가족구성원과의 상호작용 관계를 그림으로 나타낸 것으로 다양한 외부체계들과 가족의 상호작용 특성을 파악할 수 있다.
가장 먼저 동거 가족구성원을 둥글게 배치하고 가족을 둘러싼 원을 그려 가족체계를 표시하므로 가족의 구조를 파악할 수 있다.

바로알기
① 사회체계도는 체계이론적 관점에서 사정하기 적합하다.
③ 각 가족구성원과 외부체계와의 상호작용을 파악할 수 있다.
④ 가족 간의 상호관계는 파악할 수 없다.

**11** ② [가족간호, 난이도 중]

사례의 가족은 큰 아이가 9세이므로 학령기 가족이다.

**학령기 가족의 발달과업**

(1) 자녀의 사회화습득
(2) 가족의 전통과 관습의 전승
(3) 가족 내 규칙과 규범 확립
(4) 자녀의 학업성취 증진
(5) 만족스런 부부관계의 유지 등

바로알기
①, ④ 학령전기 가족, ③ 양육기 가족의 발달과업이다.

**12** ③ [역학과 질병관리, 난이도 중]

발생률이 매우 낮은 질환이므로 교차비와 상대위험도의 차이가 거의 없고, 연구의 수월성을 위해서 환자-대조군 연구가 적합하며, 따라서 측정지표는 교차비이다.

**13** ③ [역학과 질병관리, 난이도 중]

바로알기
① 잠재기: 병원체가 숙주에 침입하여 표적장기로 이동하여 증식하는 시기
② 잠복기: 병원체가 숙주에 침입하여 질환에 대한 증상과 증후가 생기기 전까지의 기간
④ 전염기: 병원체가 숙주에서 배출되기 시작하여 배출이 끝날 때까지의 기간

**14** ① [건강증진과 보건교육, 난이도 중]

건강도시정책은 개인적 특성보다 건강과 관련된 물리적 사회경제적 환경을 개선하여 건강을 결정하는 근본적인 요인을 다룬다. 그러므로 개인단위의 접근이 아닌 생활터 중심의 접근을 한다.

**15** ④ [건강증진과 보건교육, 난이도 중]

시뮬레이션 학습법에 대한 설명이다. 시뮬레이션 학습법은 실제 현장과 거의 같은 여건하에서 안전하고 빠르게 현실을 경험할 수 있다. 또한 중요한 기술인 경우 반복할 수 있고, 임상기술에 대한 평가도구로 활용가능하다.

**16** ① [산업보건, 난이도 하]

대치는 유해물질을 방출하는 시설이나 공정, 물질을 변경함으로써 작업환경을 개선하는 방법이다. 분진이 나르는 작업장에서 분진이 나르지 않도록 습식공정을 사용하는 것은 공정의 대치에 해당한다.

**17** ② [산업보건, 난이도 상]

유기용제 급성중독 증상이 나타난 경우 병원으로 이송되기 전에 먼저 유기용제가 묻은 작업복을 먼저 벗겨야 하며, 의식이 있는 경우 따뜻한 물과 커피를 마시게 한다.

**18** ③ [인구 및 가족계획, 난이도 상]

③ 연령별 사망률 = (특정 연령의 사망자수 / 특정 연령의 연 중앙 인구) × 1,000
따라서 50세 이상의 연령별 사망률 = (850 / 7,000) × 1,000 이다.

바로알기

① 원인별 사망률 = (특정원인의 사망자수 / 연 중앙 인구수) × 100,000
따라서 폐암의 원인별 사망률 = (30 / 26,000) × 100,000이다.

② 비례사망지수 = (50세 이상의 사망자수 / 총 사망자수) × 1,000(또는 100)
따라서 (850 / 1,400) × 1,000이다.

④ 비례사망률 = (특정원인의 사망자수 / 총 사망자수) × 1,000
따라서 폐암의 비례사망률 = (30 / 1,400) × 1,000이다

**19** ② [환경보건, 난이도 하]

감염형 식중독은 발병까지 균의 증식이 필요하므로 독소형 식중독보다 잠복기가 길다.

**20** ② [재난관리, 난이도 중]

보건복지부의 「감염병 재난 위기관리 표준메뉴얼」에 따르면 위 사항은 경계단계(Orange)의 조치사항이다.

| 문번 | 제 회 | | | |
|---|---|---|---|---|
| 1 | ① | ② | ③ | ④ |
| 2 | ① | ② | ③ | ④ |
| 3 | ① | ② | ③ | ④ |
| 4 | ① | ② | ③ | ④ |
| 5 | ① | ② | ③ | ④ |
| 6 | ① | ② | ③ | ④ |
| 7 | ① | ② | ③ | ④ |
| 8 | ① | ② | ③ | ④ |
| 9 | ① | ② | ③ | ④ |
| 10 | ① | ② | ③ | ④ |
| 11 | ① | ② | ③ | ④ |
| 12 | ① | ② | ③ | ④ |
| 13 | ① | ② | ③ | ④ |
| 14 | ① | ② | ③ | ④ |
| 15 | ① | ② | ③ | ④ |
| 16 | ① | ② | ③ | ④ |
| 17 | ① | ② | ③ | ④ |
| 18 | ① | ② | ③ | ④ |
| 19 | ① | ② | ③ | ④ |
| 20 | ① | ② | ③ | ④ |

| 문번 | 제 회 | | | |
|---|---|---|---|---|
| 1 | ① | ② | ③ | ④ |
| 2 | ① | ② | ③ | ④ |
| 3 | ① | ② | ③ | ④ |
| 4 | ① | ② | ③ | ④ |
| 5 | ① | ② | ③ | ④ |
| 6 | ① | ② | ③ | ④ |
| 7 | ① | ② | ③ | ④ |
| 8 | ① | ② | ③ | ④ |
| 9 | ① | ② | ③ | ④ |
| 10 | ① | ② | ③ | ④ |
| 11 | ① | ② | ③ | ④ |
| 12 | ① | ② | ③ | ④ |
| 13 | ① | ② | ③ | ④ |
| 14 | ① | ② | ③ | ④ |
| 15 | ① | ② | ③ | ④ |
| 16 | ① | ② | ③ | ④ |
| 17 | ① | ② | ③ | ④ |
| 18 | ① | ② | ③ | ④ |
| 19 | ① | ② | ③ | ④ |
| 20 | ① | ② | ③ | ④ |

| 문번 | 제 회 | | | |
|---|---|---|---|---|
| 1 | ① | ② | ③ | ④ |
| 2 | ① | ② | ③ | ④ |
| 3 | ① | ② | ③ | ④ |
| 4 | ① | ② | ③ | ④ |
| 5 | ① | ② | ③ | ④ |
| 6 | ① | ② | ③ | ④ |
| 7 | ① | ② | ③ | ④ |
| 8 | ① | ② | ③ | ④ |
| 9 | ① | ② | ③ | ④ |
| 10 | ① | ② | ③ | ④ |
| 11 | ① | ② | ③ | ④ |
| 12 | ① | ② | ③ | ④ |
| 13 | ① | ② | ③ | ④ |
| 14 | ① | ② | ③ | ④ |
| 15 | ① | ② | ③ | ④ |
| 16 | ① | ② | ③ | ④ |
| 17 | ① | ② | ③ | ④ |
| 18 | ① | ② | ③ | ④ |
| 19 | ① | ② | ③ | ④ |
| 20 | ① | ② | ③ | ④ |

| 문번 | 제 회 | | | |
|---|---|---|---|---|
| 1 | ① | ② | ③ | ④ |
| 2 | ① | ② | ③ | ④ |
| 3 | ① | ② | ③ | ④ |
| 4 | ① | ② | ③ | ④ |
| 5 | ① | ② | ③ | ④ |
| 6 | ① | ② | ③ | ④ |
| 7 | ① | ② | ③ | ④ |
| 8 | ① | ② | ③ | ④ |
| 9 | ① | ② | ③ | ④ |
| 10 | ① | ② | ③ | ④ |
| 11 | ① | ② | ③ | ④ |
| 12 | ① | ② | ③ | ④ |
| 13 | ① | ② | ③ | ④ |
| 14 | ① | ② | ③ | ④ |
| 15 | ① | ② | ③ | ④ |
| 16 | ① | ② | ③ | ④ |
| 17 | ① | ② | ③ | ④ |
| 18 | ① | ② | ③ | ④ |
| 19 | ① | ② | ③ | ④ |
| 20 | ① | ② | ③ | ④ |

| 문번 | 제 회 | | | |
|---|---|---|---|---|
| 1 | ① | ② | ③ | ④ |
| 2 | ① | ② | ③ | ④ |
| 3 | ① | ② | ③ | ④ |
| 4 | ① | ② | ③ | ④ |
| 5 | ① | ② | ③ | ④ |
| 6 | ① | ② | ③ | ④ |
| 7 | ① | ② | ③ | ④ |
| 8 | ① | ② | ③ | ④ |
| 9 | ① | ② | ③ | ④ |
| 10 | ① | ② | ③ | ④ |
| 11 | ① | ② | ③ | ④ |
| 12 | ① | ② | ③ | ④ |
| 13 | ① | ② | ③ | ④ |
| 14 | ① | ② | ③ | ④ |
| 15 | ① | ② | ③ | ④ |
| 16 | ① | ② | ③ | ④ |
| 17 | ① | ② | ③ | ④ |
| 18 | ① | ② | ③ | ④ |
| 19 | ① | ② | ③ | ④ |
| 20 | ① | ② | ③ | ④ |

# ( )년 ○○공무원 ○급 공개경쟁채용 필기시험 답안지

## 컴퓨터용 흑색싸인펜만 사용

| 책형 | |
|---|---|

**(필적감정용 기재)**
*아래 예시문을 옮겨 적으시오

본인은 ○○○(응시자성명)임을 확인함

기 재 란

| 성명 | |
|---|---|
| 자필성명 | 본인 성명 기재 |
| 응시직렬 | |
| 응시지역 | |
| 시험장소 | |

### 응시번호

⓪①②③④⑤⑥⑦⑧⑨
⓪①②③④⑤⑥⑦⑧⑨
⓪①②③④⑤⑥⑦⑧⑨
⓪①②③④⑤⑥⑦⑧⑨
⓪①②③④⑤⑥⑦⑧⑨
⓪①②③④⑤⑥⑦⑧⑨
⓪①②③④⑤⑥⑦⑧⑨
⑥⑦

### 생년월일

⓪①②③④⑤⑥⑦⑧⑨
⓪①②③④⑤⑥⑦⑧⑨
⓪①②③④⑤⑥⑦⑧⑨
⓪①②
⓪①②③④⑤⑥⑦⑧⑨
⑤⑥⑦⑧⑨

※ 시험감독관 서명
(성명을 정자로 기재할 것)

책임 감독관 서명

본인 성명 기재

---

**제 회**

| 문번 | ① | ② | ③ | ④ |
|---|---|---|---|---|
| 1 | ① | ② | ③ | ④ |
| 2 | ① | ② | ③ | ④ |
| 3 | ① | ② | ③ | ④ |
| 4 | ① | ② | ③ | ④ |
| 5 | ① | ② | ③ | ④ |
| 6 | ① | ② | ③ | ④ |
| 7 | ① | ② | ③ | ④ |
| 8 | ① | ② | ③ | ④ |
| 9 | ① | ② | ③ | ④ |
| 10 | ① | ② | ③ | ④ |
| 11 | ① | ② | ③ | ④ |
| 12 | ① | ② | ③ | ④ |
| 13 | ① | ② | ③ | ④ |
| 14 | ① | ② | ③ | ④ |
| 15 | ① | ② | ③ | ④ |
| 16 | ① | ② | ③ | ④ |
| 17 | ① | ② | ③ | ④ |
| 18 | ① | ② | ③ | ④ |
| 19 | ① | ② | ③ | ④ |
| 20 | ① | ② | ③ | ④ |

**제 회**

| 문번 | ① | ② | ③ | ④ |
|---|---|---|---|---|
| 1 | ① | ② | ③ | ④ |
| 2 | ① | ② | ③ | ④ |
| 3 | ① | ② | ③ | ④ |
| 4 | ① | ② | ③ | ④ |
| 5 | ① | ② | ③ | ④ |
| 6 | ① | ② | ③ | ④ |
| 7 | ① | ② | ③ | ④ |
| 8 | ① | ② | ③ | ④ |
| 9 | ① | ② | ③ | ④ |
| 10 | ① | ② | ③ | ④ |
| 11 | ① | ② | ③ | ④ |
| 12 | ① | ② | ③ | ④ |
| 13 | ① | ② | ③ | ④ |
| 14 | ① | ② | ③ | ④ |
| 15 | ① | ② | ③ | ④ |
| 16 | ① | ② | ③ | ④ |
| 17 | ① | ② | ③ | ④ |
| 18 | ① | ② | ③ | ④ |
| 19 | ① | ② | ③ | ④ |
| 20 | ① | ② | ③ | ④ |

**제 회**

| 문번 | ① | ② | ③ | ④ |
|---|---|---|---|---|
| 1 | ① | ② | ③ | ④ |
| 2 | ① | ② | ③ | ④ |
| 3 | ① | ② | ③ | ④ |
| 4 | ① | ② | ③ | ④ |
| 5 | ① | ② | ③ | ④ |
| 6 | ① | ② | ③ | ④ |
| 7 | ① | ② | ③ | ④ |
| 8 | ① | ② | ③ | ④ |
| 9 | ① | ② | ③ | ④ |
| 10 | ① | ② | ③ | ④ |
| 11 | ① | ② | ③ | ④ |
| 12 | ① | ② | ③ | ④ |
| 13 | ① | ② | ③ | ④ |
| 14 | ① | ② | ③ | ④ |
| 15 | ① | ② | ③ | ④ |
| 16 | ① | ② | ③ | ④ |
| 17 | ① | ② | ③ | ④ |
| 18 | ① | ② | ③ | ④ |
| 19 | ① | ② | ③ | ④ |
| 20 | ① | ② | ③ | ④ |

**제 회**

| 문번 | ① | ② | ③ | ④ |
|---|---|---|---|---|
| 1 | ① | ② | ③ | ④ |
| 2 | ① | ② | ③ | ④ |
| 3 | ① | ② | ③ | ④ |
| 4 | ① | ② | ③ | ④ |
| 5 | ① | ② | ③ | ④ |
| 6 | ① | ② | ③ | ④ |
| 7 | ① | ② | ③ | ④ |
| 8 | ① | ② | ③ | ④ |
| 9 | ① | ② | ③ | ④ |
| 10 | ① | ② | ③ | ④ |
| 11 | ① | ② | ③ | ④ |
| 12 | ① | ② | ③ | ④ |
| 13 | ① | ② | ③ | ④ |
| 14 | ① | ② | ③ | ④ |
| 15 | ① | ② | ③ | ④ |
| 16 | ① | ② | ③ | ④ |
| 17 | ① | ② | ③ | ④ |
| 18 | ① | ② | ③ | ④ |
| 19 | ① | ② | ③ | ④ |
| 20 | ① | ② | ③ | ④ |

**제 회**

| 문번 | ① | ② | ③ | ④ |
|---|---|---|---|---|
| 1 | ① | ② | ③ | ④ |
| 2 | ① | ② | ③ | ④ |
| 3 | ① | ② | ③ | ④ |
| 4 | ① | ② | ③ | ④ |
| 5 | ① | ② | ③ | ④ |
| 6 | ① | ② | ③ | ④ |
| 7 | ① | ② | ③ | ④ |
| 8 | ① | ② | ③ | ④ |
| 9 | ① | ② | ③ | ④ |
| 10 | ① | ② | ③ | ④ |
| 11 | ① | ② | ③ | ④ |
| 12 | ① | ② | ③ | ④ |
| 13 | ① | ② | ③ | ④ |
| 14 | ① | ② | ③ | ④ |
| 15 | ① | ② | ③ | ④ |
| 16 | ① | ② | ③ | ④ |
| 17 | ① | ② | ③ | ④ |
| 18 | ① | ② | ③ | ④ |
| 19 | ① | ② | ③ | ④ |
| 20 | ① | ② | ③ | ④ |

처음부터 끝까지 합격으로 책임진다!

# 대방고시 프리패스

합격을 앞당기는 최고의 강의! 대방고시는 합격률로 증명합니다.

## 간호직 / 보건진료직

### 0원 프리패스
**수강기간 내 합격 시 전액환급**
- 선택직렬 전과정 **1년간 무제한 수강**
- PC+모바일+학원실강+기본서 **모두 제공**

### ALL 프리패스
**2년간 선택직렬 무제한 수강**
- 선택직렬 전과정 **2년간 무제한 수강**
- PC+모바일+학원실강+기본서 **모두 제공**

### 365 프리패스
**1년간 선택직렬 무제한 수강**
- 선택직렬 전과정 **1년간 무제한 수강**
- PC 또는 모바일 **선택 제공**

기술직 공무원 합격생 **3,749명** 배출!

※ 2011~2023 필기합격 기준

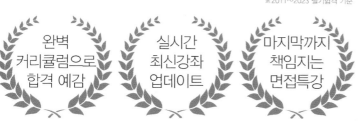

완벽
커리큘럼으로
합격 예감

실시간
최신강좌
업데이트

마지막까지
책임지는
면접특강

소비자만족 브랜드 대상
기술직공무원 부문 1위

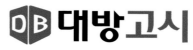

gosi.daebanggosi.com
1588-6671

기출동형
모의고사
5회

간호직 / 보건진료직
공무원 전공시험 대비

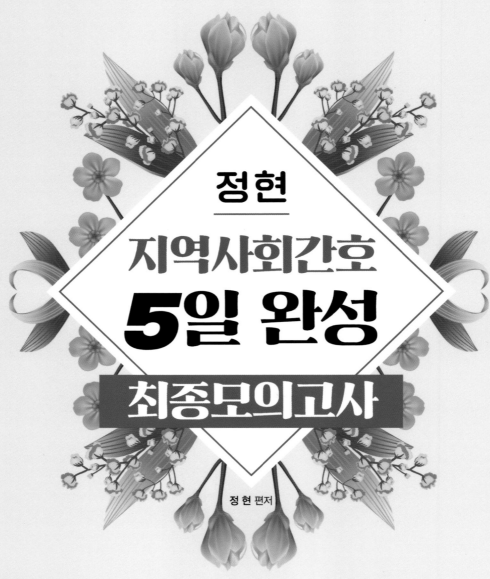

정현

지역사회간호

5일 완성

최종모의고사

정 현 편저

저자직강
강력추천

• 출제경향을 꼼꼼하게 분석하여 반영한 문제
• 이해중심의 확실한 해설로 문제해결능력 제고
• OMR 답안지를 활용한 실전같은 문제풀이 연습

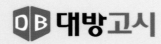
대방고시

소비자만족 브랜드 대상
기술직 공무원 부문 1위

기술직 전문 대방고시
gosi.daebanggosi.com

하이
앤북

13510

9 791165 334741
ISBN 979-11-6533-474-1
정가 10,000원

기술직공무원 전공모의고사

보건직 | 보건연구사 | 군무원

# 합격해

## vol.1

## 보건행정

### 최종모의고사 10

안진아 편저

기출동형
모의고사
10회

- 출제경향을 꼼꼼하게 분석하여 반영한 모의고사
- 문제해결능력을 높이는 이해중심의 확실한 해설
- OMR 답안지를 활용한 실전같은 문제풀이 연습

▶ 기술직 전문 대방고시  gosi.daebanggosi.com

High&Book
하이앤북

# **Profile** 저자약력

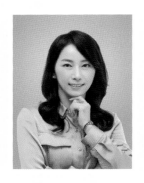

## ■ 안 진 아

|약력|

연세대학교 간호대학 졸업
연세대학교 보건대학원 졸업

現 대방고시 보건직 전임교수

前 서울여자간호대학교 외래교수(보건복지정책, 보건통계, 간호과정, 인간성장과 발달)
서정대학교 겸임교수(성인간호학, 병리학, 미생물학)

|저서|

『안진아 공중보건』(하이앤북)
『안진아 보건행정』(하이앤북)
『안진아 공중보건 기출문제집』(하이앤북)
『안진아 보건행정 기출문제집』(하이앤북)
『안심노트-안진아 핵심정리노트 공중보건』(하이앤북)
『안심노트-안진아 핵심정리노트 보건행정』(하이앤북)
『안진아 보건연구사 역학』(하이앤북)
『안진아 보건연구사 기출완성』(하이앤북)
『기술직공무원 전공모의고사 합격해 공중보건』(하이앤북)
『기술직공무원 전공모의고사 합격해 보건행정』(하이앤북)

소비자만족 브랜드 대상
기술직공무원 부문 1위 대방고시

모든 수험생들의 합격을 위해 노력합니다.